Au-delà de la Crise

Évaluer l'accès aux soins de Santé dans les zones de conflit au centre du Mali

DU MÊME AUTEUR

SAUVEGARDER LES INTÉRÊTS NATIONAUX EN AFRIQUE
Une étude des menaces économiques et de leurs implications sur la souveraineté des États africains
Etienne Fakaba Sissoko, Khalid Dembélé, Ballan Diakité
Collection : Études africaines – Économie
Thématique : Économie, sciences économiques > Questions économiques et stratégiques

DES AUXILIAIRES ANÇAR DE MÉDINE, AUX ANÇAR DINE DE OUSMANE CHERIF MADANI
HAIDARA AU MALI : *Doctrine et Liens Historiques*
Etienne Fakaba Sissoko
Collection : Harmattan Mali
Thématique : Religions et spiritualités > Généralités > Théologie et histoire des religions

PROPAGANDE, AGITATION, HARCÈLEMENT
La Communication Gouvernementale pendant la Transition au Mali
Etienne Fakaba Sissoko
Collection : Harmattan Mali
Thématique : Sciences du langage > Sciences de l'information et de la communication

PÈRE JOSEF STAMER
Itinéraire d'un connaisseur de l'islam et d'un ami des musulmans
Etienne Fakaba Sissoko
Préface de Arvédo Godina
Collection : Harmattan Mali
Thématique : Religions et spiritualités

LES DÉTERMINANTS DE LA CROISSANCE ÉCONOMIQUE DU MALI
Analyse de la croissance économique du Mali de l'indépendance à nos jours
ISBN: 978-613-1-55712-5
Éditeur: lvetrici– Éditions Universitaires Européennes
Contributeur: Etienne Fakaba Sissoko

LES SOLUTIONS ÉCONOMIQUES
Asseoir les bases d'un développement économique harmonieux
Etienne Fakaba Sissoko
ISBN: 978-613-8-41439-1
Éditeur: dveste – Éditions Universitaires Européennes

DÉFIS SÉCURITAIRES ET ACCÈS À L'ÉDUCATION AU CENTRE DU MALI:
Cas de la région de Ségou
Etienne Fakaba Sissoko
ISBN: 978-620-6-69510-3
Éditeur: lvetrici– Éditions Universitaires Européennes

RATIONALISER POUR RESILIENCE
Repenser les Dépenses Publiques Malienne
Etienne Fakaba Sissoko
Préface de M. Moussa MARA
ISBN: 978-620-6-70057-9
Éditeur: lvetrici– Éditions Universitaires Européennes

Collection « Études africaines »

dirigée par Denis Pryen et son équipe

Forte de plus de mille titres publiés à ce jour, la collection « Études africaines » fait peau neuve. Elle présentera toujours les essais généraux qui ont fait son succès, mais se déclinera désormais également par séries thématiques : droit, économie, politique, sociologie, etc.

Dernières parutions

Dingamtoudji MAÏKOUBOU, *La médecine africaine en pays ngàmbáye au Tchad*, 2024.
Tahirou KONE, *Technologies socionumériques en Côte d'Ivoire. Formes d'engagement politique et médiatique*, 2024.
Guy-Eugène DEMBA, *La mise en œuvre du Droit international humanitaire en Centrafrique. De la théorie à la pratique*, 2024.
Charlie MBALLA (dir.), *L'État dans les Afriques. État des lieux en Afrique subsaharienne. Nouvelle édition*, 2024
Maman Aminou A. KOUNDY, *La gouvernance du secteur judiciaire au Niger, Regards critiques*, 2024.
Paul G. ACLINOU, *Le premier festival mondial des arts nègres. Ou la négritude cinquante-cinq ans après*, 2024.
Sous la direction de Yao-Edmond KOUASSI, *Culture, africanologie et humanisme, Hommage au professeur Abou Karamoko*, 2024.
Alpha BA, *Tragédie rwandaise : l'échec fatal de la solution négociée, Responsabilités et répercussions dans la région des Grands Lacs*, 2024.
Cédric ONDAYE-EBAUH, *Vous avez dit développement ?*, Nouvelle édition, 2024.
Francky BOLAMBULI BOSINGA, *Le devoir de l'Homme africain. Repenser la démocratie et la culture négro-africaine avec Phambu Ngoma-Binda*, 2024.
Albert JIOTSA (coord.), *Dynamique de la protection sociale de l'enfance au Cameroun et en Afrique*, 2024.
Ahmed Salem OULD MOHAMED BABA, *Introduction au dialecte ḥassāniyya de Mauritanie. Étude grammaticale et*

Étienne Fakaba Sissoko

Au-delà de la Crise

Évaluer l'accès aux soins de Santé dans les zones de conflit au centre du Mali

L'Harmattan

5-7, rue de l'École-Polytechnique – 75005 Paris
www.editions-harmattan.fr
ISBN : 978-2-336-44142-9
EAN : 9782336441429

En explorant les ombres de la crise, nous découvrons la lumière de la résilience humaine, façonnant l'histoire non pas à travers les échos des conflits, mais par la force silencieuse de l'espoir et de la persévérance des communautés de Ségou et Mopti.

Dr Etienne Fakaba Sissoko

DEDICACE

Cet ouvrage est dédié avec toute ma reconnaissance et mon profond respect à ma chère maman, *Bassira,* affectueusement connue sous le nom de ***Maimouna Sakiliba.*** Son amour inconditionnel, sa sagesse et son soutien inébranlable ont été la lumière qui ont guidé mon chemin.

C'est à travers ses yeux que j'ai appris à voir le monde avec bonté et espoir, et c'est dans son cœur que j'ai trouvé la force de poursuivre mes rêves. Cette œuvre est un humble hommage à son esprit indomptable et à l'amour qu'elle a semé en moi.

REMERCIEMENTS

Je tiens à exprimer ma profonde gratitude et mon respect sincère à plusieurs personnes remarquables sans qui ce travail n'aurait pu voir le jour.
Tout d'abord, mes remerciements les plus chaleureux s'adressent à mon frère, M. *Mamadou Fakaba Sissoko*, Agent à l'Académie Malienne des Langues, pour son accompagnement inestimable tout au long de ce projet. Sa présence et son soutien constants ont été une source d'encouragement et de motivation indéfectible.

Je suis également reconnaissant envers M. *Yamadou Keita,* inspecteur des Finances, pour sa relecture attentive et ses contributions précieuses qui ont grandement enrichi cet ouvrage. Son expertise et son sens du détail ont été essentiels pour assurer la rigueur et la qualité de ce travail.
Je tiens à remercier les autorités des deux régions étudiées (MOPTI & SEGOU) pour avoir facilité l'étape cruciale de collecte de données. Leur coopération et leur soutien ont été indispensables pour accéder à des informations clés et comprendre en profondeur les dynamiques régionales.

Enfin, mes pensées reconnaissantes vont vers mes étudiants, mes Assistants-chercheurs du Centre de Recherche et d'Analyses Politiques, Économiques et Sociales (CRAPES) qui, malgré un contexte sécuritaire difficile, ont accepté de se joindre à cette aventure. Leur engagement et leur participation active ont été des éléments vitaux de cette recherche. Ce travail est aussi le vôtre, et il témoigne de votre courage et de votre détermination à contribuer à l'avancement des connaissances dans des conditions souvent ardues.
Ce livre est le fruit d'un effort collectif, et je suis profondément honoré de partager ce succès avec chacun d'entre vous.

PREFACE

C'est avec une profonde humilité et un sentiment d'immense gratitude que je présente cet ouvrage, le fruit d'un parcours à la fois personnel et académique, traversé de défis et de découvertes. Ce travail n'est pas seulement une exploration académique, mais également le reflet de mon engagement envers des questions cruciales qui touchent aux questions sanitaire et aux régions de Ségou et Mopti au Mali, des régions qui, malgré les défis sécuritaires et sociaux, continuent de démontrer une résilience et une complexité captivantes.

L'inspiration de ce livre provient d'une part, de mon expérience d'analyste économique au Secrétariat Permanent du Cadre Politique de Gestion de la Crise du Centre (SP-CPGCC) et d'autre part, de mon désir profond de comprendre et de documenter les réalités multiples et souvent méconnues de ces régions, marquées par des crises, mais aussi par une richesse culturelle et humaine inestimable. À travers la collecte de données, l'analyse des politiques publiques et les interactions avec les communautés locales, j'ai cherché à apporter un éclairage sur les dynamiques à l'œuvre dans ces régions, tout en mettant en lumière les efforts déployés pour surmonter les adversités.

Je dois une grande partie de la réussite de ce projet à de nombreuses personnes. Mes remerciements les plus sincères vont à ma famille, en particulier à ma mère et à mon frère, pour leur soutien indéfectible et leur foi inébranlable en mes capacités. Je suis également reconnaissant envers les autorités régionales pour leur aide précieuse dans la collecte de données et envers mes étudiants, dont le courage et l'engagement ont été une source constante d'inspiration.

Ce livre est dédié à toutes les personnes qui vivent au quotidien les réalités des régions de Ségou et Mopti. Il vise à contribuer à une compréhension plus profonde des enjeux auxquels elles sont confrontées et à participer, modestement, à la recherche de solutions pour un avenir meilleur et plus stable.

Enfin, j'espère que ce travail offrira aux lecteurs, qu'ils soient chercheurs, décideurs ou simplement intéressés par la région du Mali, des perspectives nouvelles et enrichissantes, et qu'il suscitera une réflexion et un dialogue continu sur les moyens de surmonter les défis auxquels ces régions sont confrontées.

SIGLES ET ABREVIATIONS :

AEP	Adduction d'Eau Potable
AES	Adduction d'Eau Sommaire
ANPE	Agence Nationale Pour l'Emploi
APEJ	Agence pour la Promotion de l'Emploi des Jeunes
ASC	Agents de Santé Communautaires
CAP	Centre d'Animation Pédagogique
CEP	Centre d'Éducation pour le Développement
CFCT	Centre de formation des collectivités territoriales
CROCSAD	Comité Régional d'Orientation, de Coordination et de Suivi des Actions de Développement
CRAPES	Centre de Recherche et d'Analyses Politiques Économiques et Sociales
CSCOM	Centre de Santé Communautaire
CS Réf	Centre de Santé de Référence
DNP	Direction Nationale de la Population
DRPIA	Direction Régionale des Productions et Industries Animales
DRPSIAP	Direction Régionale de la Planification, de la Statistique et de l'Informatique, de l'Aménagement du Territoire et de la Population
EDM	Société Énergie du Mali
EDM	Énergie Du Mali
EMOP	Enquête Modulaire et Permanente auprès des ménages
FAFPA	Fonds d'Appui à la Formation Professionnelle et à l'Apprentissage
GPH	Recensement Général de la Population et de l'Habitat

IFM	Institut de formation des maîtres
INSAT	Institut National de Statistiques
IPC	Indice de Pauvreté Communale
OCHA	Bureau de Coordination des Affaires Humanitaires
ODC	Organisation de Développement Communautaire ODHD/LCP Observatoire du Développement Humain Durable et de la Lutte contre la Pauvreté
ODD	Objectifs de Développement Durable
OMS	Organisation Mondiale de la Santé
ONG	Organisation Non Gouvernementale
PAR	Plan d'amélioration des ressources
PDESC	Programme de Développement Économique, Social et Culturel
PDESC	Programme de Développement Économique, Social et Culturel
PDI	Personne déplacée interne
PEM	Point d'Eau Moderne
PENTA	Pentavalent
PMH	Pompe à Motricité Humaine
PNUD	Programme des Nations Unies pour le Développement
PTF	Partenaire Technique et Financier
PTI	Plan triennal d'investissement
RIC	Routes d'Intérêt Communal
SAEP	Système d'Adduction d'Eau Potable
SLIS	Système Local d'Information Sanitaire au Mali
STD	Service Technique Déconcentré de l'État
TBS	Taux Brut de Scolarisation

INTRODUCTION :

L'étude intitulée *« Au-delà de la Crise : Évaluer l'Accès aux Soins de Santé dans les Zones de Conflit au Centre du Mali »,* entreprend une analyse approfondie des répercussions de la crise sécuritaire sur l'accès et la qualité des soins de santé dans les régions du Centre du Mali, notamment Ségou et Mopti. Ces régions, confrontées à une crise sécuritaire complexe et multidimensionnelle, ont subi des perturbations significatives dans la fourniture des services de santé, impactant profondément la vie quotidienne et le bien-être des populations locales.

Depuis 2012, la crise sécuritaire a accentué les insuffisances du gouvernement malien en matière de gouvernance et de prestation de services essentiels, en particulier dans le secteur de la santé. L'escalade de la violence, alimentée par les activités de groupes terroristes et les tensions intercommunautaires, a gravement compromis l'accès aux services fondamentaux. De plus, les Forces de Défense et de Sécurité du Mali, confrontées à des défis majeurs dans la protection des populations, ont subi des pertes considérables sur le terrain (ONU, 2020).

Les atrocités commises par divers groupes terroristes et milices, en particulier à Ogossagou, Sobane Da, Yoro et Gangafani, ont été caractérisées par une cruauté inédite et un nombre croissant de victimes, notamment des femmes et des enfants. Cette situation a soulevé des questions sur l'identité des auteurs, avec des soupçons de la présence d'éléments étrangers (MINUSMA, 2020). L'insécurité dans la région est le résultat de plusieurs facteurs, dont l'expansion de groupes radicaux exacerbant les tensions intercommunautaires liées à la gestion des terres et des couloirs de transhumance.

La crise rurale, exacerbée par la pression démographique, le changement climatique et l'affaiblissement des leaders traditionnels, a été aggravée par l'absence de l'État. Les mécanismes communautaires, y compris les autorités traditionnelles – les Dioros –, ont perdu de leur efficacité, en partie due à des compromissions dans la gestion des pâturages. La faible présence de l'État, couplée à la corruption et à la déficience perçue de la justice, a favorisé le recrutement des jeunes par les groupes radicaux, poussant les populations à s'organiser en groupes d'auto-défense (ONU, 2015).

Pour répondre à cette crise, le gouvernement malien a lancé des initiatives d'urgence, notamment le Programme présidentiel d'urgences sociales, le Programme de Sécurisation Intégrée des Régions du Centre et la création du Cadre Politique de gestion de la crise du Centre[1]. Cependant, ces programmes ont été confrontés à des défis financiers et de coordination, limitant leur efficacité (SISSOKO, 2020). En outre, les visites du Premier ministre dans la région de Mopti ont souligné les efforts gouvernementaux pour restaurer la confiance des populations et évaluer l'impact de l'insécurité sur l'économie locale.
Au niveau international, la Résolution 2480 (2019) du Conseil de Sécurité des Nations Unies a exhorté les autorités maliennes à mettre en œuvre une stratégie globale pour la protection des civils et la réduction des violences intercommunautaires. La MINUSMA jusqu'à Juin 2023, continuait de soutenir ces efforts, malgré les obstacles logistiques et politiques rencontrés[2].

---

[1] Décret n°2019-0423/PM-RM du 19 juin 2019, modifié par le décret N°0848/PM-RM du 22 Octobre 2019 un Cadre Politique de Gestion de la crise du Centre (CPGC), un instrument qui traduit la volonté du Gouvernement d'avoir une approche holistique de la stabilisation et non plus seulement centrée sur la sécurité.

[2] Prenant en considération la lettre du Gouvernement de transition du Mali adressée au Président du Conseil de sécurité et demandant le retrait sans délai

Depuis avril 2023, des groupes islamistes armés et les forces armées maliennes auraient perpétré des meurtres et autres abus graves contre de nombreux civils au centre et au nord du Mali. Human Rights Watch a signalé que ces actes, exacerbés depuis le coup d'État de mai 2021, constituent des crimes de guerre. Il est impératif que les autorités maliennes, avec l'aide internationale, enquêtent de manière crédible et impartiale sur ces abus pour traduire les responsables en justice.

Toujours selon Human Rights Watch, les combattants islamistes, notamment du Groupe pour le soutien de l'islam et des musulmans (GSIM), ont tué plus de 160 civils, y compris des enfants. Parallèlement, l'armée malienne serait responsable de la mort d'au moins 40 civils, dont des enfants, dans des opérations de contre-insurrection. Ces actes interviennent dans un contexte d'insécurité grandissante et de départ imminent de la MINUSMA, la mission de maintien de la paix des Nations Unies au Mali.
Les abus comprennent des attaques meurtrières contre des bateaux de passagers et des exécutions sommaires par les forces armées maliennes, souvent avec la participation présumée de combattants étrangers, notamment du groupe Wagner. Les civils sont pris entre les feux croisés des groupes islamistes et de l'armée, subissant des meurtres, kidnappings, et autres violences sans précédent[3].

---

de la MINUSMA, le Conseil de sécurité a décidé de mettre fin au mandat de la MINUSMA au titre de la résolution 2640 (2022) à compter d'aujourd'hui, 30 juin 2023

[3] Mali : Les groupes islamistes armés et l'armée prennent les civils pour cible accessible sur et consulté le 10 novembre 2023 https://www.hrw.org/fr/news/2023/11/01/mali-les-groupes-islamistes-armes-et-larmee-prennent-les-civils-pour-cible

La situation au Mali, marquée par une violence accrue et des violations graves des droits humains depuis le coup d'État de 2021, requiert une attention urgente. Human Rights Watch exhorte les gouvernements concernés et les organisations internationales à soutenir le Mali dans la conduite d'enquêtes approfondies et à assurer la responsabilisation pour ces crimes de guerre.

Tableau 1 : Statistique des victimes civiles et militaires de Jan 2015 à Janvier 2023 (Total Mali)

Année	Morts Civils	Morts Militaires	Totaux Morts (Civils+Militaires)	Incidents Civils	Incidents Militaires	Totaux Incidents (Civils+Militaires)
2023	1492	323	1815	752	206	958
2022	2426	375	2801	879	179	1058
2021	885	358	1243	675	180	855
2020	1002	314	1316	275	120	395
2019	1113	374	1487	268	119	387
2018	1015	234	1249	268	102	370
2017	461	268	729	255	145	400
2016	291	143	434	110	83	193
2015	206	182	388	93	89	182
TOTAL	**8891**	**2571**	**11462**	**3575**	**1223**	**4798**

Source : Base de données de suivi du Think Tank Malilink (2023)

Cette étude se concentre sur l'impact de la crise sécuritaire sur la santé publique dans les régions de Ségou et Mopti. Elle vise à fournir une compréhension détaillée des difficultés rencontrées et à proposer des solutions potentielles pour informer les décideurs, les professionnels de santé et les partenaires de développement. En outre, cette recherche contribue significativement à la littérature académique en établissant un cadre pour de futures études, tout en promouvant une compréhension plus approfondie des interactions entre conflit, gouvernance et accès aux soins de santé.

Problématique

Au cœur de cette crise, l'accès aux soins de santé, un droit fondamental et un indicateur crucial du développement humain, est devenu une préoccupation majeure. Face à cette réalité, l'étude cherche à répondre à la question centrale : Comment la crise sécuritaire a-t-elle affecté l'accès et la qualité des soins de santé dans les régions de Ségou et Mopti, et quelles ont été les réponses apportées par les différents acteurs ?

Cette problématique s'ancre dans un contexte où la détérioration de la sécurité, exacerbée par les conflits armés, les tensions intercommunautaires et la fragilité institutionnelle, a conduit à une situation de crise sanitaire. Elle nécessite une analyse des multiples facettes de la crise, incluant la dégradation des infrastructures de santé, les défis en matière de gouvernance et de prestation des services de santé, ainsi que les disparités dans l'accès aux soins. De plus, cette étude vise à explorer la dimension humaine de la crise, en s'intéressant particulièrement aux expériences des populations affectées et à leur capacité de résilience face aux défis sanitaires dans un contexte de conflit et d'instabilité.

En outre, la problématique aborde les initiatives et politiques mises en œuvre par le gouvernement malien et la communauté internationale pour répondre à cette crise.

L'efficacité de ces réponses, les obstacles rencontrés et les opportunités pour une amélioration future constituent des axes cruciaux de cette recherche.

Cette étude vise donc à fournir une compréhension holistique de l'impact de la crise sécuritaire sur la santé publique dans les régions centrales du Mali. Elle ambitionne d'apporter une contribution significative aux politiques et pratiques en matière de santé dans des contextes de conflit, en mettant en lumière les défis, les stratégies de résilience, et les voies possibles pour une amélioration durable de l'accès aux soins de santé.

Objectifs de la recherche

L'objectif principal de l'étude est de fournir une analyse détaillée et approfondie de l'impact de la crise sécuritaire sur l'accès et la qualité des soins de santé dans les régions du Centre du Mali, en particulier Ségou et Mopti. Cette recherche vise à aborder plusieurs objectifs spécifiques, chacun contribuant à une compréhension globale de la situation sanitaire dans ces zones affectées par le conflit.

- ☞ *Premièrement,* l'étude cherche à identifier et à analyser les principaux défis et obstacles à l'accès aux soins de santé dans les régions de Ségou et Mopti. Cela implique d'examiner comment les conflits armés, les tensions intercommunautaires et l'insécurité ont affecté la disponibilité et la fonctionnalité des infrastructures de santé, ainsi que leur capacité à répondre aux besoins de la population.

- ☞ *Deuxièmement,* l'étude a pour but de comprendre l'impact de ces défis sécuritaires sur la santé publique des communautés locales. Elle évalue les conséquences de l'insécurité et de l'instabilité sur les indicateurs de santé, tels que les taux de morbidité et de mortalité, et examine comment les facteurs liés aux conflits exacerbent les problèmes de santé existants.

- ☞ *Troisièmement,* l'étude vise à explorer les stratégies et les interventions possibles pour améliorer l'accès aux soins de santé dans ces régions. Cela inclut l'identification des approches efficaces pour surmonter les obstacles sécuritaires et logistiques, et pour fournir des soins de santé adéquats et opportuns aux populations affectées.

- ☞ *Quatrièmement,* l'étude ambitionne de contribuer à la formulation de recommandations politiques et opérationnelles pour les décideurs, les acteurs humanitaires et les organisations de santé. Ces recommandations seront basées sur les résultats de l'étude et viseront à améliorer la réponse sanitaire dans les régions affectées par le conflit.

- ☞ Enfin, l'étude aspire à enrichir la connaissance et la compréhension des liens entre conflit, sécurité et santé publique. Elle offre un cadre d'analyse qui peut être appliqué dans d'autres contextes de crise, permettant ainsi de généraliser les enseignements tirés et de renforcer les capacités d'intervention en matière de santé dans des situations similaires.

- ☞ En définitive, l'étude se propose de dresser un tableau complet des défis sanitaires dans les zones de conflit au Mali, tout en fournissant des pistes concrètes pour améliorer l'accès aux soins de santé dans ces contextes difficiles. Elle cherche non seulement à documenter et à analyser la situation actuelle, mais aussi à éclairer la voie vers des solutions pratiques et durables pour les communautés touchées par les conflits.

Hypothèses de Recherche

- **Hypothèse sur l'impact des conflits armés sur l'accès aux soins de santé :**

Il serait plausible de postuler que les conflits armés dans les régions de Ségou et Mopti ont significativement compromis l'accès aux soins de santé, entraînant une dégradation des infrastructures médicales et un ralentissement des services de santé dû à l'insécurité persistante.

- **Hypothèse sur la fragilité de l'Etat et les répercussions sur l'accès aux soins de santé :**

On pourrait avancer que la fragilité de l'État au Mali, caractérisée par une gouvernance inefficace et une incapacité à assurer des services de base, a exacerbé les difficultés d'accès aux soins de santé dans les régions touchées par le conflit.

- **Hypothèse sur les disparités en matière d'accès aux soins de santé :**

Il semble raisonnable d'hypothétiser que les conflits au Mali ont aggravé les inégalités d'accès aux soins de santé, révélant des disparités prononcées en fonction des localisations géographiques et des conditions socioéconomiques.

- **Hypothèse sur l'influence des facteurs environnementaux sur la santé :**

Il pourrait être conjecturé que les variables environnementales, incluant le déplacement forcé de populations et la destruction d'infrastructures, ont profondément influencé l'accès aux soins de santé dans les zones conflictuelles.

☞ **Hypothèse sur la corrélation entre violence Structurelle et Accès aux Soins :**

On pourrait envisager que la violence structurelle, se manifestant par des inégalités et injustices sociales, ait un impact négatif sur l'accès aux soins de santé, particulièrement pour les groupes vulnérables dans les régions affectées par les conflits.

☞ **Hypothèse sur la résilience communautaire dans un contexte de défis Sanitaires :**

Il serait pertinent de supposer que les communautés des régions de Ségou et Mopti ont manifesté des formes de résilience face aux défis sanitaires engendrés par les situations de conflit, adaptant leurs stratégies pour faire face aux circonstances adverses.

Ces hypothèses de recherche, fondées sur une approche analytique multidisciplinaire, visent à décrypter les implications des conflits armés sur la santé publique dans les régions du Centre du Mali, en intégrant des perspectives politiques, sociales, économiques et environnementales. Elles constituent le fondement sur lequel s'appuiera cette étude pour une compréhension approfondie et une réponse éclairée aux complexités inhérentes aux zones en conflit.

Méthodologie

Dans le cadre de notre étude, la collecte des données a été conçue pour capturer la complexité et la dynamique des systèmes de santé dans les contextes conflictuels des régions de Mopti et Ségou. Nous avons adopté une approche méthodologique qui combine harmonieusement les techniques qualitatives et quantitatives, reconnue pour sa capacité à fournir une compréhension complète des phénomènes étudiés (Creswell, 2014).

Collecte des données :

La recherche documentaire, première étape de notre méthodologie, s'est appuyée sur une variété de sources, y compris les rapports des ministères sectoriels et des documents de planification à tous les niveaux. Cette phase a été cruciale pour établir un cadre contextuel pour l'étude, permettant une meilleure interprétation des données collectées sur le terrain (Bryman, 2016).
Cette démarche a été appuyée par des visites sur le terrain, où l'observation directe dans les centres de santé des régions cibles a fourni des données précieuses sur les réalités opérationnelles et les défis rencontrés par les professionnels de santé (Patton, 2015).

Ces outils permettent de documenter les conditions des infrastructures de santé, les ressources disponibles, et les interactions entre le personnel de santé et les patients. Cette observation directe est essentielle pour compléter les données recueillies à travers les entretiens et les questionnaires, offrant une perspective plus concrète et pratique de la situation sur le terrain, comme souligné par Yin (2014) dans ses travaux sur les études de cas.

Pour approfondir notre compréhension, nous avons mené des entretiens semi-structurés avec divers acteurs, notamment des représentants des gouvernorats, des autorités sanitaires locales, et des membres d'ONG internationales comme Médecins Sans Frontières et la Croix-Rouge. Cette approche a permis de recueillir des perspectives diverses et de comprendre les enjeux auxquels sont confrontés différents acteurs dans la gestion de la santé en temps de crise (Kvale, 2007).

Pour assurer l'efficacité de ces outils, une session de formation avec les enquêteurs a été organisée pour les familiariser avec les instruments de collecte (COBO Collecte), les objectifs de l'étude, et les techniques d'entretien. Cette préparation est cruciale pour garantir que les données recueillies soient cohérentes, précises et fiables, en accord avec les standards établis dans la recherche en sciences sociales.

L'élaboration de nos outils de collecte a été guidée par un souci de précision, de pertinence et de rigueur méthodologique, conformément aux recommandations des experts dans le domaine de la recherche qualitative et quantitative. Cette approche garantit que les données collectées seront riches, nuancées et fidèles à la réalité complexe des régions étudiées.

Échantillonnage

La définition de l'échantillon pour notre étude est une étape stratégique, car elle influence directement la validité et la pertinence de nos conclusions. Nous avons opté pour un échantillon raisonné, une méthode recommandée par Teddlie et Yu (2007) pour les études ciblant des populations spécifiques dans des contextes complexes. Cette approche permet de sélectionner des participants qui offrent des perspectives riches et diversifiées, essentielles pour une compréhension approfondie des problématiques étudiées.

Pour définir notre échantillon, nous avons établi des critères clairs et pertinents en lien avec les objectifs de notre recherche. Ces critères incluent, mais ne sont pas limités à, l'impact de la crise sécuritaire sur les communautés, l'accessibilité aux services de santé, les expériences de conflits et les répercussions socioéconomiques. Cette sélection ciblée garantit que notre échantillon est représentatif des diverses réalités et défis rencontrés par les populations des régions de Mopti et Ségou.

Le processus d'échantillonnage s'est appuyé sur des recommandations issues de l'équipe du gouvernorat dans les deux régions, garantissant ainsi que les communes sélectionnées reflètent les problématiques les plus saillantes dans chaque cercle. Cette méthode d'échantillonnage s'appuie sur les principes énoncés par Patton (2015), qui souligne l'importance de choisir des cas qui illuminent la question de recherche de manière informative et significative.

En outre, l'échantillon a été choisi pour couvrir une gamme étendue de groupes sociaux, incluant des représentants de l'État, des services techniques déconcentrés, des collectivités territoriales, ainsi que des membres de la société civile, des organisations communautaires et des groupes vulnérables. Cette diversité permet d'assurer que plusieurs perspectives et expériences sont prises en compte, enrichissant ainsi l'analyse des données recueillies.

Au final, l'échantillon se compose de quarante-cinq (45) communes réparties dans quinze (15) cercles d'intervention. Cette répartition géographique garantit que les spécificités locales et les variations dans les expériences et les impacts de la crise sont adéquatement représentées dans notre recherche. La taille et la diversité de l'échantillon sont conçues pour refléter avec précision les complexités des situations vécues par les populations dans les régions de Mopti et Ségou, tout en permettant une analyse détaillée des thèmes relatifs à l'accès aux soins de santé et à la sécurité.
Cette approche dans la définition de l'échantillon vise à capturer la complexité et la variabilité des expériences vécues dans les régions de Mopti et Ségou. En se concentrant sur un échantillon raisonné et représentatif, notre étude s'assure de couvrir de manière exhaustive les différentes facettes des problèmes socioéconomiques et sanitaires exacerbés par la crise sécuritaire dans ces régions.

Tableau 2 : Échantillon considéré

Région	Cercles	Communes	Focus group	Entretien individuel	Total
Sé	7	3*21	4	3	7
			112	72	184
M	8	3*24	4	3	7
			128	72	200
TOTAL	**15**	**45**	**248**	**150**	**398**

Source : Enquête CRAPES Juin 2023

Répartition des Enquêteurs

Dans le cadre de notre étude, l'allocation des ressources humaines pour la collecte de données a été soigneusement planifiée et exécutée avec une précision méthodologique. Pour répondre aux exigences de notre enquête étendue couvrant deux régions critiques, nous avons mobilisé une équipe de quinze (15) enquêteurs qualifiés. Cette mobilisation stratégique visait à assurer une couverture exhaustive et efficace des quarante-cinq communes réparties dans quinze cercles des régions de Mopti et Ségou, cruciales pour notre étude.

La durée de déploiement de ces enquêteurs était fixée à dix jours, une période déterminée en fonction de la complexité et de la portée de l'enquête. Ce cadre temporel a été établi pour optimiser à la fois l'efficacité de la collecte des données et la gestion du temps, tout en permettant une immersion suffisante dans les communautés locales pour une collecte de données approfondie et significative.

Le ratio d'allocation des enquêteurs a été défini à raison de trois communes par enquêteur dans chaque cercle, une stratégie qui a permis une répartition équilibrée et gérable de la charge de travail. Cette répartition a été soigneusement élaborée pour garantir une attention adéquate à chaque commune, permettant ainsi une collecte de données complète et détaillée. Cette méthodologie s'aligne sur les meilleures pratiques de recherche en sciences sociales, où la proportionnalité des ressources et leur alignement avec les objectifs de recherche sont essentiels pour garantir la qualité et la fiabilité des données recueillies. L'organisation rigoureuse du déploiement des enquêteurs et leur répartition stratégique parmi les communes ciblées ont joué un rôle fondamental dans le succès de la collecte de données. Cette approche méthodique a permis de maximiser l'efficacité de la collecte tout en assurant une représentation fidèle et complète des diverses dynamiques et réalités au sein des régions étudiées. La répartition des enquêteurs est indiquée dans le tableau ci-après :

Tableau 3 : Répartition des enquêteurs

Région	Nbre Cercle	Nbre Communes	Total enquêteurs	Durée
Ségou	**07**	**21**	**7**	**10**
Mopti	**08**	**24**	**8**	**10**
Total	**15**	**45**	**15**	**10**

Source : *Enquête CRAPES ML, JUIN 2023*

Tableau 4 : Liste des communes enquêtées à Ségou

Région	Cercles	Communes
Ségou	Barouéli	Barouéli
		Sanando
		Tamani
	Bla	Bla
		Kemeni

Région	Cercles	Communes
		Yangasso
	Macina	Macina
		Kokry
		Monimpébougou
	Niono	Niono
		Siribala
		Sirifila Boundi
	San	San
		Tenè
		Kassorola
		Ségou
	Ségou	Pélengana
		Sakoiba
		Tominian
	Tominian	Fangasso
		Tibissa

Source : CRAPES ML, 2023

Tableau 5 : Liste des communes enquêtées à Mopti

Région	Cercles	Communes
Mopti	Bandiagara	Bandiagara
		Dourou
		Sangha
	Bankass	Bankass
		Diallassagou
		Koulogon
	Djenné	Djenné
		Nema Badenya Kafo
		Ouro Aly
	Douentza	Douentza
		Dalla
		Koubelkounga
	Koro	Koro
		Dougouténé I
		Madougou
	Mopti	Mopti
		Konna

Région	Cercles	Communes
		Sio
	Ténenkou	Ténenkou
		Gathié
		Guidio
	Youwarou	Youwarou
		Gathié
		Guidio

Source : *Enquête CRAPES Juin 2023*

En complément des méthodes initiales de collecte de données, notre étude a incorporé un volet significatif sur les organisations socioprofessionnelles. Cela a impliqué l'enquête de divers types d'organisations dans chaque commune, à savoir les organisations sexo spécifiques et les organisations socio professionnelles mixtes. Cette démarche a été cruciale pour saisir les dynamiques socioéconomiques et les répercussions de la crise sécuritaire sur divers segments de la population.

Les organisations ont été interrogées à travers des focus groupes, une méthode qualitative efficace pour recueillir des perspectives détaillées sur des sujets spécifiques. La taille des groupes de discussion variait entre 6 et 10 personnes, permettant ainsi une interaction dynamique et approfondie. Au total, cent trente-cinq (135) organisations réparties dans 45 communes ont été enquêtées, ce qui a significativement enrichi notre corpus de données.
Les focus groupes ont été catégorisés comme suit :

1. **Groupes de discussion mixtes (OP mixtes):** Ces groupes ont réuni des hommes adultes, incluant des membres de conseils communautaires, des groupes de producteurs, et d'autres catégories socioprofessionnelles. Ils ont discuté des thèmes prédéfinis par nos outils qualitatifs, permettant

d'explorer des perspectives diverses sur la situation socioéconomique et sécuritaire.

2. **Groupes de discussion pour les femmes (OP femmes):** Ces groupes se sont concentrés sur les femmes adultes, y compris celles impliquées dans des groupes et associations féminines. Ils ont abordé des thèmes offrant un aperçu précieux sur les défis spécifiques rencontrés par les femmes en matière d'accès aux soins de santé.

3. **Groupes de discussion pour les jeunes (OP Jeunes) :** Composés de jeunes hommes âgés de 15 à 25 ans, ces groupes ont offert des perspectives uniques sur les expériences des jeunes, notamment leur vision de la sécurité, de l'accès aux services de santé, et de leurs perspectives socioéconomiques.

Cette approche multidimensionnelle de la collecte de données a permis d'obtenir une compréhension approfondie des impacts de la crise sur divers groupes sociaux. Elle a également enrichi notre analyse des données recueillies lors des observations directes et des entretiens.

L'intégration des perspectives des organisations socioprofessionnelles renforce la validité et la crédibilité de notre étude, en ligne avec les principes de recherche qualitative et quantitative établis dans la littérature académique.

Traitement et analyse des données:

Le traitement et l'analyse des données recueillies constituent un jalon crucial dans notre étude, permettant de transformer les informations brutes en insights significatifs. Conformément aux standards de la recherche quantitative et qualitative énoncés par Field (2013), nous avons utilisé une combinaison d'outils statistiques, notamment Excel, CSPRO et SPSS, pour procéder à cette analyse.

L'usage d'Excel pour le traitement initial des données offre une flexibilité et une simplicité d'accès, particulièrement utile pour l'organisation et la manipulation préliminaire des données. Cette étape est essentielle pour assurer que les données sont complètes, précises et prêtes pour des analyses plus poussées.

CSPRO, quant à lui, est un outil robuste pour le traitement des données de sondage, notamment utile pour gérer et traiter de grands ensembles de données, typiques des études socioéconomiques comme la nôtre. Il facilite le nettoyage, la validation et la préparation des données pour l'analyse, assurant ainsi que les bases de notre étude sont fiables et valides.

Enfin, SPSS est utilisé pour l'analyse statistique approfondie des données. Ce logiciel offre une gamme étendue de fonctions analytiques, allant de la statistique descriptive à l'analyse inférentielle complexe. Son utilisation est conforme aux pratiques standard dans la recherche sociale et permet une interprétation rigoureuse et nuancée des données. SPSS facilite la réalisation d'analyses multivariées, de tests d'hypothèses, et d'autres procédures statistiques avancées, rendant possibles des interprétations approfondies et nuancées des données collectées.
L'intégration de ces trois outils dans notre méthodologie permet d'assurer une analyse de données complète et rigoureuse.

Cette combinaison permet de traiter efficacement les aspects quantitatifs et qualitatifs de notre étude, en fournissant une base solide pour les conclusions et recommandations finales. En somme, l'utilisation de ces outils statistiques renforce la crédibilité et la fiabilité de notre étude, alignée avec les normes actuelles de la recherche en sciences sociales.

Difficultés de l'étude :

La reconnaissance et l'acceptation des limites inhérentes à notre étude constituent un aspect fondamental de son intégrité académique, conformément aux principes établis par Lincoln & Guba (1985). Ces limites offrent un cadre essentiel pour contextualiser les conclusions de l'étude et en comprendre la portée.

Premièrement, l'accès aux sources d'information a été un défi majeur, particulièrement au niveau des services techniques régionaux et locaux. La crise sécuritaire dans les régions de Mopti et Ségou a entravé les opérations de collecte de données, limitant notre capacité à recueillir des informations de première main dans certaines zones.

Deuxièmement, la fiabilité des statistiques sur les secteurs productifs et sociaux, en particulier dans les collectivités locales, a été une contrainte notable. Cette faiblesse des données statistiques a potentiellement influencé la précision et la représentativité de nos résultats, notamment dans l'évaluation des impacts socioéconomiques de la crise.
Troisièmement, les difficultés rencontrées par les enquêteurs sur le terrain, surtout dans les zones à haut risque, ont non seulement ralenti le processus de collecte de données mais ont aussi limité la portée des informations recueillies. Ces défis ont été accentués par l'indisponibilité occasionnelle de certains acteurs clés lors du passage des enquêteurs.
Ces limites, en affectant la méthodologie et la portée de l'étude, doivent être prises en compte lors de l'interprétation des résultats. Elles soulignent l'importance d'aborder les conclusions avec prudence et de considérer les recommandations dans le cadre de ces contraintes. En reconnaissant ces limites, nous renforçons la transparence

et la crédibilité de notre étude, tout en fournissant un contexte nécessaire pour comprendre et évaluer ses conclusions.

CHAPITRE 1 :

CONTEXTE HISTORIQUE, GÉOPOLITIQUE, RÉVUE DE LA LITTÉRATURE

Section I : Contexte historique et géopolitique

Le contexte historique et géopolitique du centre du Mali est complexe et marqué par une série d'événements et de dynamiques qui ont façonné la situation actuelle. L'histoire du Mali, notamment depuis l'indépendance en 1960, est ponctuée de défis politiques, économiques et sociaux. Les régions du centre du Mali, en particulier les régions de Mopti et Ségou, ont toujours été un carrefour culturel et économique, mais aussi un point de tension en raison de la diversité ethnique et des intérêts divergents des communautés.

La genèse des conflits dans ces régions remonte à plusieurs décennies et trouve ses racines dans des différends intercommunautaires, des rivalités économiques et des revendications identitaires. La situation s'est exacerbée avec l'émergence de la Katiba Macina d'Amadou Kouffa en 2016, marquant un tournant dans l'expansion des violences terroristes et communautaires du nord vers le centre du Mali (Lecocq & Schrijver, 2007). Ces conflits ont été alimentés par des tensions préexistantes autour de la gestion des terres et des ressources naturelles, exacerbées par des facteurs tels que le changement climatique et la pression démographique.

Les implications politiques et sociales de ces conflits sont profondes. Ils ont non seulement déclenché des cycles de violence et de représailles, mais ont également sapé la cohésion sociale et le vivre-ensemble dans ces régions. La crise a été aggravée par l'affaiblissement des structures étatiques et des autorités traditionnelles, une situation qui a

favorisé le recrutement par des groupes radicaux et la formation de milices d'autodéfense (Boeke & Schuurman, 2015).
Comme indiqué plus haut, le gouvernement malien, confronté à cette crise sécuritaire complexe, a mis en place plusieurs initiatives, telles que le Programme présidentiel d'urgence-sociales et le Programme de Sécurisation Intégrée des Régions du Centre (PSIRC), pour tenter de stabiliser la situation. Cependant, ces efforts ont été entravés par des problèmes de financement, de coordination, et une focalisation excessive sur les aspects sécuritaires (United Nations, 2019).
Sur la scène internationale, l'ONU a joué un rôle crucial, notamment à travers la Résolution 2480 (2019) du Conseil de sécurité, qui appelle les autorités maliennes à protéger les civils, à réduire les violences intercommunautaires, et à rétablir la présence de l'État dans le Centre du Mali. La MINUSMA, quant à elle, a été chargée de soutenir ces efforts, bien que ses activités aient été parfois perçues comme inadéquates ou insuffisantes par la population locale (United Nations Security Council, 2019).
Aujourd'hui encore, la situation sécuritaire au Mali reste préoccupante à la suite d'une série d'attaques terroristes. En septembre 2023, le pays a été témoin d'une vague sans précédent d'attaques perpétrées par des groupes armés terroristes (GAT) et des rebelles, ciblant les forces de défense et de sécurité maliennes, ainsi que leurs alliés. Ces attaques ont démontré la vulnérabilité de la défense malienne, mettant en danger la vie des militaires et compromettant la sécurité nationale[4].

---

[4] Avec son départ de Ménaka, la MINUSMA conclut la première phase de son plan de retrait du Mali. Bamako, le 31 août 2023 - Le dernier des convois de la MINUSMA à avoir quitté le camp de Ménaka, dans le nord-est du Mali, le 25 août 2023, est arrivé à Gao le mercredi 30 août 2023. La reprise par l'armée

L'attaque du camp des Forces armées malienne de Diourah le 28 septembre 2023, revendiquée par le Mouvement de Touaregs indépendantiste (CMA), a plongé le Mali dans une crise sécuritaire alarmante. Avec environ 90 militaires tués[5], l'ampleur de la violence démontre la vulnérabilité des forces armées maliennes. Cependant, le scénario s'est assombrit davantage avec l'attaque subséquente du camp militaire de la Force Armée Malienne (FAMA) à Soumpi, situé 150 km plus au sud. Le retrait stratégique de l'armée malienne de la zone de Soumpi a créé un vide sécuritaire que le Groupe de Soutien à l'Islam et aux Musulmans (GSIM), agrégat de groupes terroristes, a exploité en incendiant ce qui restait du camp.

Le matin du 1er octobre 2023, le camp militaire de Bamba, situé au nord de la ville, est attaqué par les rebelles de la Coordination des mouvements de l'Azawad (CMA). Cette position avait déjà été attaquée et pillée le 7 septembre par les djihadistes du Groupe de soutien à l'islam et aux musulmans. Le camp de Bamba est tombé pour un bilan dont on ignore. Ces revers militaires sérieux ont des implications dévastatrices non seulement sur l'image, mais aussi sur le moral des forces armées maliennes.

Les vidéos de propagande, dévoilant des soldats captifs scandant "Azawad" sous la menace, ajoutent une dimension psychologique à la crise. Cette situation n'est pas seulement préjudiciable à la perception internationale du Mali, mais fragilise également le moral des troupes sur le terrain.
La moitié nord du pays, à partir de la région de Tombouctou, semble échapper au contrôle des autorités.

---

nationale de ces emprises est aujourd'hui la principale source d'insécurité dans le pays.

[5] Communiqué du JNIM du 29 septembre 2023.

Cette détérioration de la situation évoque des souvenirs sombres de 2013, lorsque l'intervention française était nécessaire pour contenir une crise similaire. Cependant, la différence cruciale réside dans le fait que le Mali ne peut plus compter sur le soutien automatique de ses anciens alliés, notamment la France.

Il devient évident que les nouvelles alliances du Mali ne sont pas encore à la hauteur des défis sécuritaires actuels. La Russie, déjà impliquée dans des conflits, ne peut fournir l'assistance militaire nécessaire. Les pertes humaines, comme le crash de l'Iliouchine 76 à Gao, affaiblissent davantage l'influence de Wagner. Le Burkina Faso, lui-même confronté à des problèmes de sécurité, peine à sécuriser plus de la moitié de son territoire.

Dans ce contexte, le 14 novembre, marqué par l'annonce de la prise de Kidal par l'armée malienne, a suscité une effervescence palpable parmi les partisans du pouvoir militaire à Bamako, rassemblés sur la place de l'Indépendance. Cette ville, considérée comme le bastion de l'insurrection touarègue, n'avait pas vu la présence de l'armée malienne depuis 2013. La reconquête de Kidal suscite des interrogations quant à la stratégie et la capacité de l'armée malienne dans la région sahélienne.

Au cœur de ces événements, le 31 octobre 2023 marque le retrait du dernier Casque bleu de la Minusma de Kidal, suite à une directive des autorités maliennes. La rébellion touarègue, opposée au pouvoir militaire à Bamako, a relancé les hostilités, déclenchant une lutte acharnée pour le contrôle de la ville et les anciens camps de l'ONU.
Le conflit a révélé des divisions au sein du CSP, notamment entre le Mouvement pour le salut de l'Azawad (MSA) et le Cadre stratégique permanent (CSP). Bruno Clément-Bollée, ancien général de l'armée française et spécialiste des

questions militaires en Afrique, analyse cette dynamique interne et son impact sur la situation.
Malgré la division au sein des rebelles touarègues, l'armée malienne, soutenue par les forces de Wagner, a pu reprendre Kidal. Cette victoire, malgré l'éloignement des bases logistiques des FAMA, a été attribuée en partie à la non-intervention des djihadistes de la région, y compris le Groupe de soutien à l'islam et aux musulmans dirigé par Iyad Ag Ghali. De plus, des soutiens symboliques des forces armées du Niger et du Burkina Faso ont été rapportés.

La reconquête de Kidal, au-delà de ses implications militaires, revêt une dimension politique significative. Située dans une zone stratégique entre le Mali et l'Algérie, Kidal est un symbole historique des insurrections indépendantistes touarègues. La prise de cette ville pose des questions quant à la capacité de l'armée malienne à maintenir sa présence et à gérer les relations avec une population locale réticente.
Les défis à venir pour les FAMA à Kidal sont multiples, incluant la logistique, la gestion de la présence djihadiste, et la nécessité d'une approche politique[6].

La prise de Kidal par l'armée malienne, bien qu'étant une avancée militaire, souligne des enjeux politiques et stratégiques majeurs pour le Mali et la région sahélienne. Elle reflète la complexité des dynamiques de pouvoir et des alliances militaires dans le contexte actuel du Sahel."
Dans ce contexte, la communication officielle est critiquée pour son manque de transparence et son approche

---

[6] Raoul Sumo Tayo, chercheur à l'Université de Liège, souligne l'importance d'un dialogue renouvelé avec les leaders touarègues et la considération d'une autonomie accrue pour le Nord du Mali.

propagandiste, qui minimisent la gravité de la situation et semblent ignorer les sacrifices des forces armées. La population malienne demande une gouvernance plus transparente et responsable, qui soit véritablement engagée en faveur de la sécurité et du bien-être du peuple.

La Mission multidimensionnelle intégrée des Nations Unies pour la stabilisation au Mali (Minusma), mise en place en 2013, continue progressivement son retrait du pays. Le départ de la MINUSMA suscite également des inquiétudes socioéconomiques, car la mission emploie un grand nombre de civils, dont beaucoup sont des Maliens. Le retrait pourrait avoir des conséquences sur l'emploi, le développement local, et aggraver la crise migratoire.

Par ailleurs, la crise sécuritaire au Mali est complexe et multidimensionnelle, enracinée dans des problèmes structurels de gouvernance, des tensions intercommunautaires et des défis économiques et humanitaires. L'Accord pour la Paix et la Réconciliation (APR), signé en 2015, semble désormais inadapté à la réalité actuelle. Une révision de cet accord est nécessaire, avec une approche plus inclusive et holistique qui prend en compte les diverses communautés et leurs préoccupations.

Pour naviguer dans cette situation délicate, il est impératif d'adopter une nouvelle approche stratégique qui assure une participation inclusive, l'équité, le renforcement des institutions, la coopération régionale et internationale, l'éducation et le dialogue interculturel, ainsi que le développement économique et les mécanismes de résolution des conflits efficaces.
Face au retrait de la Minusma, le gouvernement malien dit être en train d'élaborer et mettre en œuvre des stratégies proactives pour pallier le vide sécuritaire laissé par cette mission, tout en s'attaquant aux conséquences socio-

économiques de ce départ, notamment en ce qui concerne l'emploi et le développement. Il est crucial de mettre en place des programmes d'insertion et de reclassement pour les employés civils affectés, tout en soutenant les initiatives de développement local qui étaient financées par la mission. En somme, la situation au centre du Mali est le produit d'un mélange complexe d'héritages historiques, de dynamiques socio-économiques, de défis environnementaux et de politiques nationales et internationales. Les conflits dans cette région ne peuvent être compris qu'en tenant compte de cette mosaïque de facteurs et en reconnaissant leur interconnexion profonde et leurs implications à la fois locales et globales (Bøås & Torheim, 2013).

La crise au Mali, complexe et multidimensionnelle, révèle des interconnexions profondes entre la sécurité et la santé, un domaine encore peu exploré dans la littérature académique spécifique au Mali. Les conflits armés et les instabilités politiques ont non seulement des répercussions directes sur la sécurité des populations, mais affectent également de manière significative l'accès aux soins de santé et leur qualité.

Section II : Revue de la littérature

Dans l'analyse des causes structurelles des conflits au Mali, la Commission Économique pour l'Afrique (2021) souligne l'importance de la quête d'une identité malienne commune et d'une gouvernance équitable, facteurs cruciaux dans la genèse des conflits qui, à leur tour, détériorent le système de santé. Keita (1998) aborde la marginalisation historique des Touaregs, qui, en plus de générer des tensions politiques, a limité l'accès de ces communautés aux services de santé essentiels. Les sécheresses et le stress environnemental, comme décrit par Lecocq (2010), ont non seulement exacerbé les tensions socio-politiques mais ont aussi mené à une dégradation des conditions de vie, réduisant l'accès à l'eau potable et aux infrastructures de santé.

La démographie des jeunes, mise en lumière par Diakité (2000) et Pearce et al. (2009), indique une corrélation entre les conditions économiques précaires et l'engagement des jeunes dans des activités criminelles ou djihadistes. Cette dynamique a également un impact sur la santé publique, augmentant les risques de traumatismes et de problèmes de santé mentale.
L'éducation, un secteur en crise identifié par Footer & Rubenstein (2023), est un autre aspect crucial. Les médersas salafistes/wahhabites, décrites comme des pépinières de futurs djihadistes, accentuent non seulement le radicalisme mais aussi la méfiance envers les systèmes de santé occidentaux ou modernes, entravant les efforts de santé publique.

La montée des réseaux djihadistes et criminels, comme le notent Coulibaly (2021) et l'AFRIKAJOM Center (2022.), aggrave la situation sécuritaire, rendant l'accès aux soins de santé encore plus difficile, en particulier dans les régions du nord. La gouvernance médiocre et l'échec des accords de paix, selon Boinet & Miribel (2010), ont un impact direct sur la stabilité des systèmes de santé, en raison de l'instabilité politique et des ressources limitées.
Malgré l'importance évidente de ces interconnexions, il existe un manque notable de recherches spécifiques sur les liens entre sécurité et santé au Mali. La plupart des études se concentrent sur des aspects plus larges des conflits ou de la santé publique sans aborder directement leur relation mutuelle dans le contexte malien. Cette lacune dans la littérature souligne la nécessité d'une recherche plus approfondie et ciblée pour comprendre et répondre efficacement aux défis uniques que présente cette

intersection dans un pays marqué par des conflits prolongés et une instabilité politique.

Section III : Cadre théorique

Le cadre théorique de l'étude s'articule autour de plusieurs concepts et théories clés qui éclairent la relation entre les conflits armés et l'accès aux soins de santé. Ce cadre théorique vise à fournir un fondement solide pour l'analyse des dynamiques complexes à l'œuvre dans les régions du Centre du Mali.

- ☞ **Théorie des conflits et de la sécurité humaine :**

Cette théorie, développée par des chercheurs tels que Galtung (1969) et Buzan (1991), met en avant la notion de sécurité humaine, qui va au-delà de la simple absence de conflit. Elle englobe la sécurité économique, alimentaire, sanitaire et politique. Dans le contexte malien, cette approche est cruciale pour comprendre comment les conflits affectent non seulement la sécurité physique des individus, mais aussi leur accès aux services de santé.

- ☞ **Théorie du développement et de la fragilité des États:**

Selon cette théorie, la fragilité des États, caractérisée par une gouvernance faible et une incapacité à fournir des services de base, contribue à la vulnérabilité des populations en période de conflit (Fukuyama, 2004). Le Mali, avec ses défis en matière de gouvernance et son histoire de conflits internes, offre un contexte pertinent pour étudier comment la fragilité de l'État influence l'accès aux soins de santé.

- ☞ **Théorie de la justice en santé:**

La théorie de la justice en santé, développée par Daniels (1985), suggère que l'accès équitable aux soins de santé est un impératif moral et éthique. Cette théorie est particulièrement pertinente dans le cadre des conflits au Mali, où les inégalités en matière d'accès aux soins de santé sont exacerbées par la violence et l'instabilité.

☞ **Modèle écologique des déterminants de la Santé :**
Ce modèle, proposé par Dahlgren et Whitehead (1991), montre que la santé est influencée par une multitude de facteurs allant des caractéristiques individuelles aux conditions socioéconomiques et environnementales. Dans les zones de conflit au Mali, ce modèle peut aider à analyser comment les facteurs environnementaux, comme le déplacement des populations et la destruction des infrastructures, affectent l'accès aux soins.

☞ **Théorie des besoins humains fondamentaux :**
Développée par Maslow (1943), cette théorie souligne l'importance des besoins fondamentaux, dont la santé, pour le développement humain. Dans les régions en conflit, la satisfaction des besoins en soins de santé est souvent compromise, ce qui a un impact direct sur le bien-être des individus.

☞ **Théorie de la violence structurelle :**
Introduite par Galtung (1969), cette théorie postule que la violence n'est pas seulement le fait d'actes physiques, mais peut aussi résulter de structures sociales injustes. Dans le contexte malien, la violence structurelle peut être observée dans l'inégalité d'accès aux soins de santé entre différentes régions et groupes sociaux.

☞ **Théorie de la résilience communautaire :**
Cette théorie explore comment les communautés s'adaptent et résistent en période de crise (Norris et al., 2008). Elle est utile pour étudier comment les communautés au Mali gèrent

les défis en matière de santé dans un contexte de conflit et d'instabilité.

Ce cadre théorique offre une base solide pour comprendre les multiples facettes de la crise au Mali et son impact sur l'accès aux soins de santé. Il permet d'aborder l'étude sous différents angles, en intégrant des perspectives à la fois politiques, sociales, économiques et sanitaires, essentielles pour saisir la complexité de la situation.

Cadre théorique :

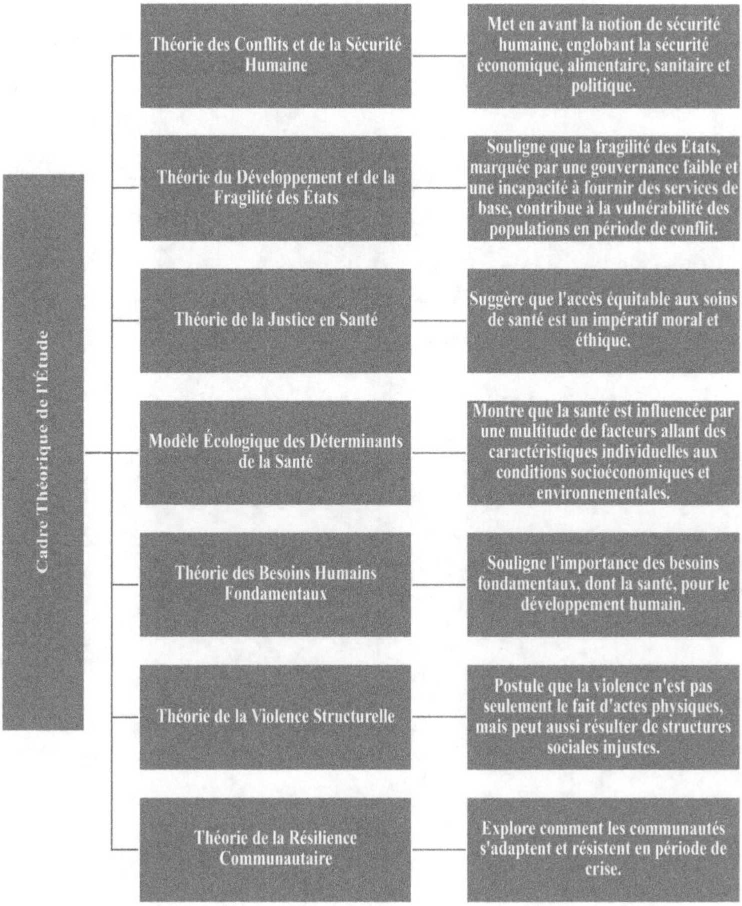

CHAPITRE 2 :

LES DÉFIS DE LA STABILISATION DU CENTRE

Section I : Analyse des défis sécuritaires et politiques

Les principaux défis auxquels la région de Ségou doit faire face se manifestent à travers plusieurs dimensions, reflétant la complexité de la situation socio-économique et politique actuelle.
Le défi sécuritaire figure en tête de liste, avec la persistance de l'insécurité dans certains cercles tels que Niono et Macina. Cette insécurité, exacerbée par les activités de groupes armés, a des répercussions directes sur la vie quotidienne des populations, limitant l'accès aux services essentiels et entravant le développement économique et social.

En parallèle, la région fait face à un défi majeur en matière de sécurité alimentaire. Les fluctuations climatiques, exacerbées par le changement climatique, affectent les récoltes et les ressources en eau, mettant ainsi en péril la subsistance des communautés agricoles et pastorales. Cette situation est aggravée par les déplacements de populations causés par la crise sécuritaire, engendrant un défi humanitaire de taille.

L'accès aux infrastructures socio-éducatives et aux soins de santé constitue un autre défi majeur. Malgré les efforts de décentralisation et de transfert des compétences de l'État aux collectivités territoriales, de nombreuses localités restent privées de services de base essentiels, affectant particulièrement les couches vulnérables de la société.
La pauvreté, toujours omniprésente, continue d'affecter un grand nombre de ménages. Elle est exacerbée par une migration de crise qui voit les populations les plus

vulnérables se déplacer en quête de meilleures conditions de vie, souvent sans succès.
Au niveau de la gouvernance, des investigations menées dans les collectivités territoriales révèlent des insuffisances majeures, notamment en matière de recouvrement des impôts et taxes locaux. Ces faiblesses financières entravent la capacité des collectivités à fournir les services sociaux de base et à payer les salaires de leur personnel[7].

Le processus de décentralisation, bien qu'ayant permis des avancées, rencontre des obstacles tels que l'insécurité persistante et le manque de ressources financières, ce qui freine le transfert effectif des compétences de l'État aux collectivités territoriales.
Les défis liés à la transparence, à la participation et à la responsabilisation dans la gestion des collectivités sont également préoccupants. Le manque de planification opérationnelle et de coordination des activités, ainsi que le dysfonctionnement des organes délibérants et exécutifs, sont symptomatiques de ces difficultés.

La région de Ségou, tout en affichant des atouts significatifs, est confrontée à une série de défis multidimensionnels qui nécessitent une intervention coordonnée et multisectorielle pour assurer un développement durable et inclusif. Ces défis, allant de la sécurité à la gouvernance, en passant par l'accès aux services sociaux de base, constituent des obstacles majeurs à la réalisation des objectifs de développement dans la région. Dans le cadre de la stabilisation du Centre au Mali, le gouvernement a initié des actions d'urgence, notamment

---

[7] Stratégie de Stabilisation des régions du Centre du Mali (2023)

à travers le Programme présidentiel d'urgences sociales, visant à fournir un accès aux services sociaux de base pour les populations les plus vulnérables, notamment l'eau potable, l'énergie et les infrastructures essentielles. Pour renforcer la sécurité, l'opération militaire « DAMBE » et le Plan de Sécurisation Intégrée des régions du Centre (PSIRC) ont été développés en réponse à l'escalade de la menace sécuritaire, s'étendant du Nord vers le Centre et le Sud du pays. Inspiré par la politique nationale de lutte contre l'insécurité et le terrorisme, le PSIRC s'articule autour de cinq axes stratégiques, notamment l'assurance de la présence de l'administration publique, la coopération internationale, la lutte contre la prolifération des armes légères et la criminalité organisée, et le suivi et l'évaluation de la stratégie anti-terroriste[8].

Cependant, l'efficacité de ce plan a été limitée, comme en témoigne le fonctionnement restreint du comité interministériel de suivi du PSIRC et de ses sous-comités depuis leur création en 2017. Face à ces défis opérationnels, le PSIRC a été révisé en avril 2019, proposant un comité de pilotage simplifié sous l'autorité du Premier Ministre, remplaçant le comité interministériel. Néanmoins, cette nouvelle structure a également rencontré des difficultés dans sa mise en œuvre pratique.

La création du Cadre Politique de Gestion de la crise du Centre (CPGC) représente une tentative d'intégrer le PSIRC dans une approche plus holistique, combinant des stratégies militaires et politiques pour une meilleure coordination et efficacité. Bien que cette initiative ait introduit un changement de paradigme vers une stratégie plus intégrée, les progrès concrets ont été principalement réalisés dans le

---

[8] Discours à la Nation du Président de la Transition, 14 janvier (2022).

domaine de la sécurité, grâce aux efforts concertés de l'État et de ses partenaires internationaux, notamment la MINUSMA et l'Union Européenne. Cela a permis le renforcement des camps des forces de sécurité et de défense maliennes et la mise en place de Pôles de Sécurité de Développement et de Gouvernance (PSDG). Toutefois, des défis importants demeurent, notamment le manque de ressources humaines et le besoin de financement pour l'implantation de nouvelles unités PSDG.
En dépit de ces avancées, il est crucial de reconnaître que la mise en œuvre des composantes non-sécuritaires du PSIRC a été limitée, soulignant un déséquilibre entre les aspects sécuritaires et les besoins de développement et de gouvernance. Ainsi, bien que des progrès notables aient été faits en termes de renforcement de la sécurité, le gouvernement malien doit encore relever des défis considérables pour assurer une stabilisation durable de la région du Centre, nécessitant une approche plus équilibrée et intégrée. `

Figure 1 : Situation sécuritaire dans la région de Ségou

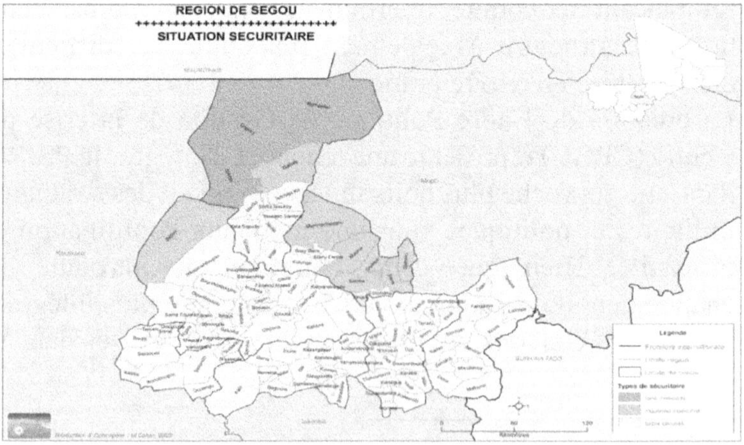

***Source :** CRAPES MALI, 2023*

Section 2 : Impacts sur les populations locales

Dans le cadre de cette analyse, il est impératif de reconnaître que la fonctionnalité des infrastructures de santé ne constitue qu'un aspect parmi d'autres dans l'évaluation des défis sanitaires d'une région. De fait, une approche holistique s'avère nécessaire pour comprendre pleinement les multiples facettes de cette problématique. En conséquence, l'examen de plusieurs facteurs clés s'impose pour dresser un portrait exhaustif des contraintes et des enjeux.

Premièrement, l'examen de la démographie et de la géographie des villages révèle une dispersion significative des populations au sein de certaines aires de santé. Cette réalité géographique impose l'utilisation de multiples équipes en stratégie avancée pour garantir une couverture sanitaire adéquate, entraînant ainsi une complexification logistique et une augmentation des coûts opérationnels. La nécessité de cette démarche multidisciplinaire devient donc un impératif incontournable.

En second lieu, la mobilité des populations due à des activités économiques spécifiques ou à des modes de vie traditionnels exige l'adoption de stratégies mobiles. Ces dernières, bien que cruciales pour assurer l'accès aux soins dans des conditions de mobilité, requièrent des investissements substantiels en moyens de transport, augmentant de ce fait les coûts de prestation des services de santé.

Par ailleurs, l'enclavement de certaines zones, particulièrement celles affectées par des inondations, représente un obstacle majeur. Cette situation géographique défavorable entrave non seulement l'accès aux zones concernées mais aussi l'implantation d'infrastructures sanitaires pérennes, accentuant ainsi la vulnérabilité de ces communautés.

En outre, la capacité économique des ménages face aux dépenses de santé mérite une attention particulière. Le faible revenu des ménages dans ces régions met en lumière une barrière économique significative à l'accès aux soins, soulignant l'urgence d'intégrer des mécanismes de soutien financier dans les stratégies de santé publique.

De surcroît, la forte mobilité du personnel de santé dans la région constitue une problématique non négligeable. Cette instabilité professionnelle engendre une pénurie de ressources humaines qualifiées, affectant directement la qualité et la continuité des soins dispensés.

Enfin, la situation d'insécurité prévalant dans la région ne peut être occultée. Cette instabilité sécuritaire pose des défis considérables, tant pour les patients que pour les professionnels de santé, limitant l'accès aux soins et compromettant la mise en place d'infrastructures stables.

En conclusion, l'analyse des défis sanitaires de cette région nécessite une approche multidimensionnelle. Cette perspective implique non seulement une prise en compte des besoins infrastructurels mais aussi une attention soutenue aux facteurs socio-économiques, démographiques, et sécuritaires. Seule une telle approche intégrée permettra de surmonter efficacement les obstacles à l'accès et à la fourniture de soins de santé de qualité.

Tableau 6 : Tableau synthétique des éléments de diagnostic

Les Défis	**Les Manifestations**	**Les Conséquences**
Déficit dans la Gouvernance	- Le manque d'informations dans l'offre de services publics ; - la corruption des agents et représentants de l'État, des élus locaux etc. ; - l'insuffisance d'offre et d'accès aux services sociaux de base ; - l'absence de participation de la population et de la société civile au processus de prise de décisions ; - l'occupation anarchique des espaces et la mauvaise gestion de la question foncière ; - les rapports sociaux inégalitaires	- l'abandon du service public par les populations ; - la recherche des sources de services alternatifs, notamment auprès des structures religieuses ; - l'augmentation de la corruption ; - l'exacerbation des conflits intercommunautaires ; - la marginalisation des populations. - la perte de légitimité des structures et agents de l'État - la montée du radicalisme et de l'extrémisme violent ;
Protection limitée du territoire et des populations	- la multiplication des affrontements intercommunautaires ; - l'augmentation et l'expansion du	- la recrudescence des violences inter communautaires et contre les FDS et les Forces internationales ;

Les Défis	Les Manifestations	Les Conséquences
	radicalisme religieux ; - la multiplication des actes terroristes ; - le développement des mouvements et milices d'auto-défense ; - à l'accroissement du crime transnational organisé ; - l'accroissement du banditisme ; - l'aggravation de la situation humanitaire ; - la rupture de la cohésion sociale.	- Crise humanitaire ; - la rupture de la cohésion sociale ; - l'affaiblissement de l'autorité de l'État ; - l'augmentation des camps de déplacés internes ; - la fermeture des écoles et des centres de santé ; - la limitation des mouvements de population ; - la suspension des marchés et foires ;
Faible niveau de Développement	- la paupérisation de la population au centre ; - la dégradation de l'économie ; - la dégradation du tissu économique réduit aux activités primaires (agriculture, élevage et pêche …) ; - le manque d'opportunités d'emplois	- la baisse du niveau, de la qualité et de l'offre d'éducation ; - le déficit dans la modernisation du secteur agro-industriel ; - la rareté des ressources naturelles ; - le trouble du climat social ; - l'atteinte à la sécurité des populations ;

Les Défis	Les Manifestations	Les Conséquences
		- la baisse du niveau de vie des populations ; - la baisse de la qualité et du bien-être des populations ; - la recrudescence des conflits intercommunau-taires

Source : *Auteur, 2023*

CHAPITRE 3 :

LA RÉGION DE SÉGOU

Section I : Présentation Générale

La région de Ségou, située au cœur du Mali, occupe une position stratégique et distinctive sur le plan géographique et administratif. S'étendant sur une superficie de 62 504 km², elle représente environ 5% du territoire national, avec une étendue allant de 330 km du nord au sud et de 310 km d'ouest en est. Bordée au nord par la région de Tombouctou et la Mauritanie, à l'ouest par Koulikoro, au sud par Sikasso et le Burkina Faso, et à l'est par Mopti, Ségou se positionne comme un carrefour régional.

Le climat de Ségou, de type soudanien nord, est marqué par une pluviométrie annuelle variant entre 600 et 800 mm et une période sèche durant 7 à 9 mois, contre 3 à 4 mois pour la saison des pluies. L'indice d'aridité climatique se situe entre 0,25 et 0,50, reflétant un milieu semi-aride malgré la présence de cours d'eau. Les températures, oscillant entre 28°C et 40 °C, et les vents dominants, notamment l'harmattan et la mousson, caractérisent le climat régional.
En 2022, la région comptait 2 868 000 habitants, soit 16,1% de la population malienne, se classant ainsi au troisième rang national. La répartition de la population est inégale, avec une prédominance rurale (79%).

La région a connu un dynamisme démographique significatif entre 2016 et 2022, avec une augmentation de la population de 89%. La densité de population en 2022 était de 37,41 habitants/km², un chiffre qui a évolué de 26,84 habitants/km² en 1998 à 37,41 habitants/km² en 2009, marquant ainsi une croissance de 39,5%. La distribution de la population dans les différents cercles varie, certains comme Macina, Niono et Tominian affichant des densités plus faibles, possiblement dues à des contraintes géographiques et climatiques.

Figure 2 : Évolution de la population de la région de 1998 à 2020

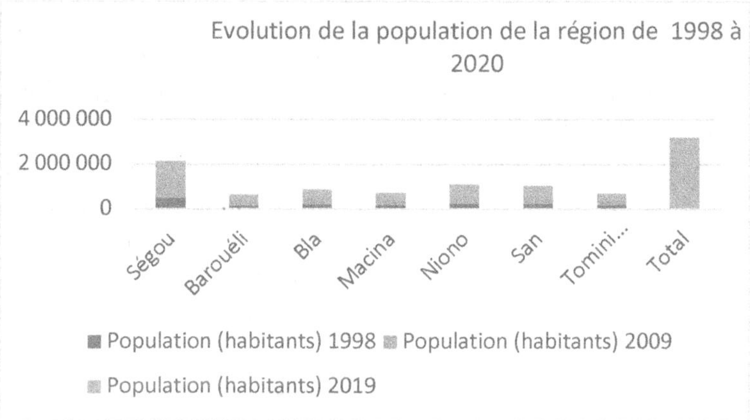

Source : *DRPSIAP, Mopti, juin 2023*

La mobilité saisonnière est un phénomène notable dans la région, avec des déplacements significatifs vers des zones telles que l'Office du Niger et les cercles de Niono et de Macina, ainsi que vers d'autres régions comme Sikasso et Bamako. Les cercles de San et Tominian sont particulièrement touchés par l'émigration saisonnière de leurs jeunes.

Sur le plan administratif, la région de Ségou est une collectivité territoriale établie par la loi du 10 août 1999. Elle est administrée par une assemblée régionale de 25 conseillers, avec un bureau exécutif composé d'un président et de deux vice-présidents. Divisée en sept cercles (Barouéli, Bla, Macina, Niono, San, Ségou, Tominian), la région englobe 118 communes, dont trois urbaines (Niono, Ségou et San) et 2 258 villages. Cette structure administrative complexe reflète la diversité et l'étendue des défis auxquels la région est confrontée.

Des services déconcentrés de l'État sont présents dans les chefs-lieux des Cercles. Avec l'avènement du multipartisme intégral en mars 1991, la scène politique de la région de Ségou est animée par plusieurs partis politiques.

Figure 3 : Découpage administratif de Ségou

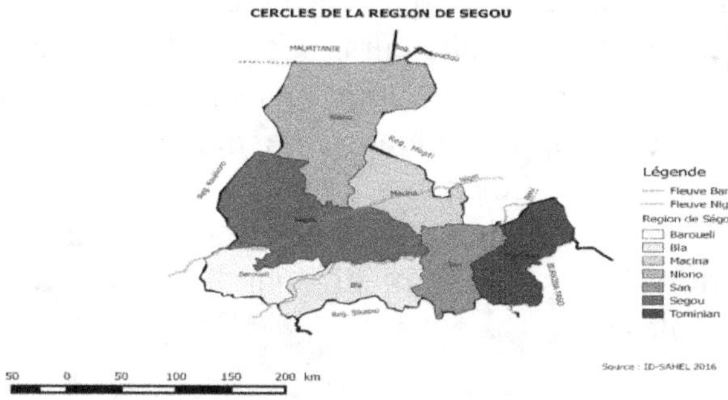

Source : *CRAPES MALI 2023*

Tableau 7 : Cercles et superficie de la Région de Ségou

Nom du Cercle	Superficie (km^2)	Nombre de Communes	Nombre de villages
Barouéli	4 714	11	234
Bla	6 389	17	223
Macina	7 005	11	247
Niono	17 743	12	242
San	6 159	25	427
Ségou	13 876	30	568
Tominian	6 618	12	317
Total région	62 504[9]	118	2 258

Source : *Annuaire statistique, 2012*

[9] Soit 5 % du territoire national

La région de Ségou se démarque aussi par sa diversité économique et ses richesses naturelles, mais fait également face à de nombreux défis. Elle présente une mosaïque de sous-secteurs dynamiques, chacun avec ses propres particularités et obstacles à surmonter.

Dans le secteur primaire, l'agriculture occupe une place prépondérante, caractérisée par des enjeux fonciers et une inorganisation des producteurs. Ces défis, couplés à l'analphabétisme et à un faible niveau d'aménagement, entravent le développement agricole malgré le potentiel énorme de la région. Les zones de production sont souvent enclavées, et les agriculteurs font face à des coûts d'exploitation élevés, notamment pour les aménagements hydro-agricoles.

L'élevage, un autre pilier du secteur primaire, est dominé par un système extensif. Les conflits entre éleveurs et agriculteurs, la gestion problématique des pâturages et des points d'eau, ainsi que les maladies animales multiples, sont autant de défis à relever. La pêche, quant à elle, subit une pression croissante sur les ressources aquatiques dues à un écosystème fragile et une faible maîtrise de l'eau. La foresterie et la gestion des ressources naturelles sont également confrontées à des problèmes tels que l'exploitation abusive des ressources et l'ensablement des cours d'eau.

Dans le secteur secondaire, malgré un potentiel évident, les défis sont nombreux. L'insuffisance de petites industries adaptées à la transformation locale, le faible niveau de professionnalisation dans l'artisanat, et les difficultés liées au tourisme, aggravées par l'insécurité liée à la menace terroriste, freinent le développement de ce secteur.
Le secteur tertiaire à Ségou est marqué par des services de transport confrontés à l'insécurité et des coûts élevés. Les

foires hebdomadaires voient une diminution de la variété des produits, et le secteur de l'Internet et des TIC souffre d'une connectivité faible et de l'instabilité sécuritaire.

Figure 4 : Activités de la région

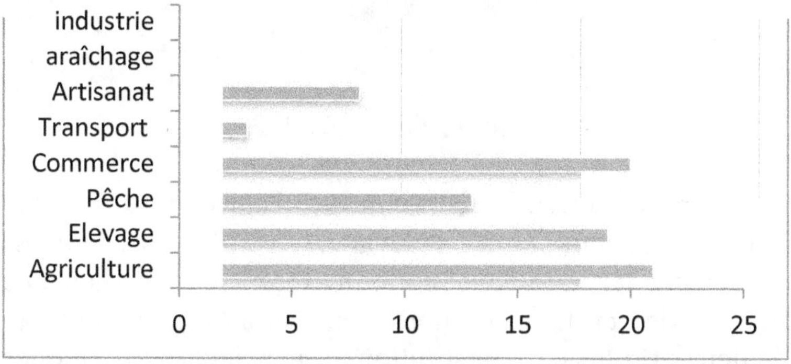

Source : *CRAPES, JUIN 2023*

Face à ces enjeux, de nombreux projets et programmes d'appui, menés avec le soutien de partenaires techniques et financiers, visent à stabiliser et développer la région. Ces initiatives couvrent une large gamme de domaines allant de la formation professionnelle, la sécurité, la gestion de la crise des régions du Centre du Mali, au développement durable.

Figure 5 : Partenaires Techniques et Financiers dans la région

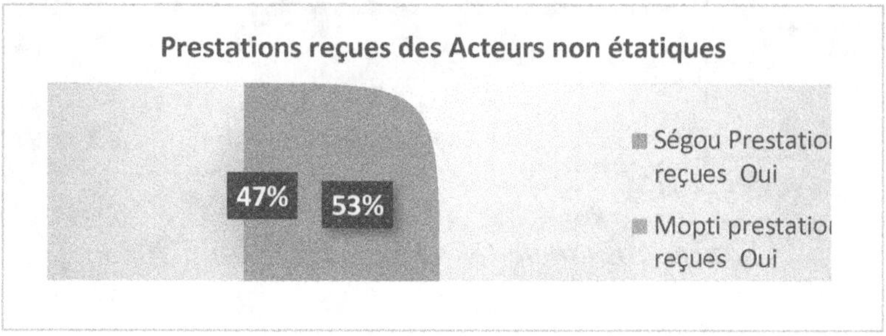

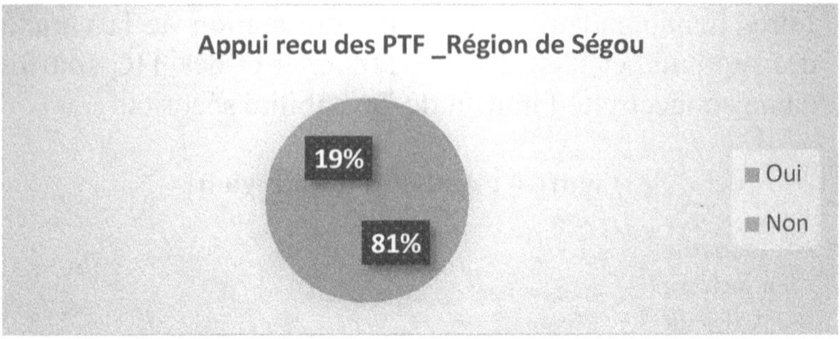

Source : CRAPES 2023

En termes d'activités économiques, l'agriculture domine, suivie par le commerce et l'élevage. Cependant, les activités du secteur tertiaire sont moins représentées, révélant une marge de croissance potentielle. La région compte également plusieurs institutions financières, essentielles pour soutenir le développement économique et social.

La région de Ségou, malgré ses défis, reste un acteur économique clé du Mali. Sa capacité à surmonter ces obstacles déterminera son avenir en tant que moteur de croissance et de développement durable pour le pays.

Figure 6 : Relation CT Organisation humanitaires

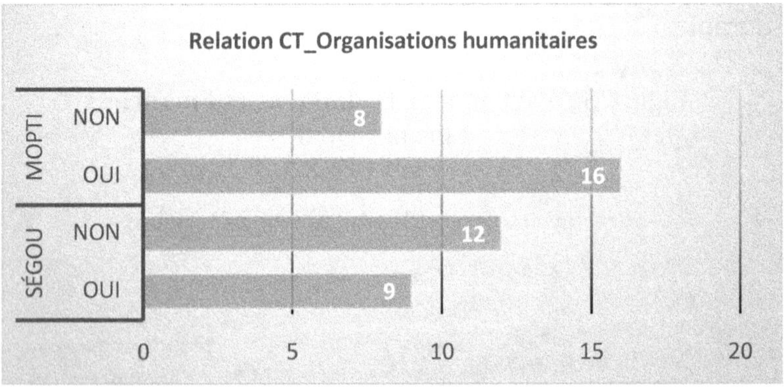

***Source :** Enquête CRAPES MALI _Juin 2023*

La région de Ségou possède une dynamique démographique remarquable, avec une population majoritairement jeune qui représente une force de travail potentielle significative pour l'avenir. Enrichie par des ressources hydriques abondantes, notamment le Fleuve Niger, le Bani, et de nombreuses mares, la région dispose d'atouts hydrauliques cruciaux pour l'agriculture et l'élevage. Ces atouts sont complétés par des Espaces économiques partagés (EEP) à fort potentiel de développement, tels que le Triangle pastoral de Missibougou et la Zone pastorale de Daouna, qui offrent d'importantes opportunités pour l'agro-pastoralisme et l'hydroagriculture. Avec des potentialités agro-pastorales estimées à près de 500 000 hectares de bas-fonds, la région se positionne comme un acteur clé dans le secteur agricole du Mali.

En outre, la diversité et l'abondance du cheptel de la région constituent un atout majeur pour l'économie locale. La position stratégique de Ségou, au centre du pays, en fait une zone tampon essentielle, connectée à plusieurs régions du Mali et à des pays limitrophes comme le Burkina Faso et la Mauritanie. Cette position géographique avantageuse, combinée à une population active, pourrait être un catalyseur pour le développement régional.

Cependant, la région de Ségou fait face à plusieurs contraintes qui entravent son développement. Malgré un potentiel agricole considérable, la valorisation de ce potentiel reste limitée, entravant ainsi la croissance économique de la région. Le taux d'emploi faible est un autre défi majeur, reflétant des difficultés économiques persistantes. La mal gouvernance et l'insécurité, particulièrement dans les cercles de Niono et Macina, compliquent davantage la situation, affectant l'ordre public et le bien-être des habitants.

Un accès limité aux soins de santé et une couverture insuffisante en personnel médical posent un défi significatif, surtout dans le contexte d'une population en croissance. Les infrastructures routières sous-développées freinent la mobilité et le commerce, tandis que le taux de scolarisation au second cycle, notamment parmi les filles, reste préoccupant. Cette situation est exacerbée par une qualité d'enseignement insuffisante due à un manque d'enseignants et d'infrastructures scolaires.

La prise en compte insuffisante des questions de genre dans les activités socio-économiques, le niveau d'industrialisation limité, et le faible taux de rentabilité du cheptel sont autant de facteurs qui entravent le développement économique de la région. Enfin, la région souffre d'un déficit en infrastructures et équipements urbains, notamment en matière d'assainissement, ce qui affecte la qualité de vie dans les zones urbaines comme Ségou, San, Niono, Bla, Barouéli, et d'autres.

Ces contraintes, juxtaposées aux atouts de la région, soulignent la nécessité d'une approche équilibrée et intégrée pour exploiter pleinement le potentiel de Ségou tout en surmontant ses défis structurels et de gouvernance.
Dans l'analyse du profil de pauvreté de la région de Ségou, il est essentiel de comprendre les nuances et les complexités du développement humain, particulièrement dans un contexte malien où les indicateurs varient significativement entre les régions et les cercles. Bien que l'indice de développement humain (IDH) national, calculé annuellement par l'Observatoire du Développement Humain Durable (ODHD), offre une vue d'ensemble, localiser cet indice au niveau régional ou des cercles s'avère complexe.
Selon le Programme des Nations Unies pour le Développement (PNUD, 1990 et 1995), le développement

humain s'articule autour de l'élargissement des possibilités offertes aux individus. Ces possibilités, bien que potentiellement infinies, se concentrent principalement sur trois axes fondamentaux : une vie longue et saine, l'accès à l'éducation et aux ressources pour un niveau de vie décent. Ces fondamentaux servent de base à d'autres dimensions du développement humain, telles que les libertés politiques, économiques et sociales.

L'approche de la pauvreté se décline en plusieurs indicateurs, tels que l'incidence, la profondeur et la sévérité de la pauvreté, ainsi que les contributions relatives et absolues. Ces mesures permettent d'apprécier le niveau de pauvreté des populations et de cibler efficacement les interventions.

La région de Ségou, malgré une croissance démographique importante, fait face à des défis en matière de développement humain et de réduction de la pauvreté. L'incidence de la pauvreté reste élevée, et la profondeur de cette pauvreté souligne l'urgence d'interventions ciblées pour améliorer les conditions de vie des populations les plus vulnérables.

Pour aborder ces problématiques de manière désagrégée et précise, l'Indice de Pauvreté Communale (IPC) devient un outil pertinent. Cet indice, basé sur l'offre de services sociaux et économiques dans les communes, permet d'analyser sept composantes principales allant de l'offre de services de base à la couverture téléphonique et l'accès à l'électricité. Ces composantes sont essentielles pour déterminer le statut de pauvreté des communes, classées en catégories allant de « Très Pauvre » à « Non Pauvre ».
Une analyse de l'IPC dans la région de Ségou montre une tendance à l'amélioration de la situation de pauvreté entre 2014 et 2018, indiquant une diminution du nombre de

communes classées comme pauvres. Cette évolution positive suggère des progrès dans l'accès aux services de base et une amélioration des conditions de vie, bien que des défis subsistent, notamment dans les zones rurales et les communautés les plus marginalisées.

Tableau 8 : Seuil de pauvreté selon le sexe du chef de ménage et suivant le milieu de résidence

Taux de pauvreté	2015	2016	2017	2030
Femme	47,3	47,4	45,1	23,7
Homme	47,1	46,1	43,9	23,1
Urbain	29,2	13,2	12,6	6,6
Rural	53,1	24,1	22,9	12
Total	47,2	46,8	44,5	23,4

Source : *CRAPES ML, 2023*

La proportion de l'état de pauvreté des 21 communes de notre échantillon à Ségou donne les résultats suivants :

Tableau 8 : Indice de la pauvreté dans nos communes

Communes	Pauvreté des communes en 2014			Pauvreté des Communes en 2018		
	IPC 2014	Statut de Pauvreté de la Commune	Rang dans la région	IPC 2018	Statut de Pauvreté de la Commune	Rang dans la région
Ségou	1,99	non pauvre	1	2,062225	non pauvre	1
Pélengana	-0,03	presque pauvre	37	-0,10498	presque pauvre	81
Sokoiba	-0,24	très pauvre	104	-0,16558	pauvre	95
San	0,89	non pauvre	2	0,82242	non pauvre	3
Kassorola	-0,27	très pauvre	110	-0,16107	pauvre	93
Tenè	-0,14	Pauvre	81	-0,18801	pauvre	101
Niono	0,25	non pauvre	5	0,52929	non pauvre	4
Siribala	0,05	presque pauvre	22	0,04744	presque pauvre	47
Sirifla Boundi	0,06	non pauvre	20	0,21269	non pauvre	19
Bla	0,08	non pauvre	13	0,09695	non pauvre	33

Communes	Pauvreté des communes en 2014			Pauvreté des Communes en 2018		
	IPC 2014	Statut de Pauvreté de la Commune	Rang dans la région	IPC 2018	Statut de Pauvreté de la Commune	Rang dans la région
Kemeni	0,04	presque pauvre	24	0,01855	presque pauvre	57
Yangassa	0,01	presque pauvre	29	0,27576	non pauvre	15
Macina	0,08	non pauvre	12	0,07917	non pauvre	38
Kokry	0,05	non pauvre	21	0,07967	non pauvre	37
Monimpébougou	-0,16	Pauvre	89	-0,16636	pauvre	96
Tominian	-0,2	Pauvre	96	0,04147	non pauvre	51
Fangasso	-0,27	très pauvre	109	-0,23013	pauvre	109
Tibissa	-0,23	très pauvre	103	-0,07349	presque pauvre	73
Barouéli	0,09	non pauvre	10	-0,12075	pauvre	86
Sanando	-0,09	Pauvre	52	0,09504	non pauvre	34
Tamani	0,03	presque pauvre	26	0,14146	non pauvre	28

Ce graphique montre que les Communes presque pauvres en 2019 sont devenues toutes Non Pauvre en 2022.
Les tableaux qui suivent montrent la dynamique de statut des communes passant de la situation de « Communes en Pauvreté » à « Communes Riches » et vice-versa.

Tableau 9 : De la pauvreté à la richesse

Du groupe (Très Pauvre - Pauvre) vers le groupe (Presque Pauvre- Non Pauvre)			
Communes 2014	**Statut de Pauvrété**	**Commune en 2018**	**Statut de Pauvrété**
Sokoiba	Groupe (Très Pauvre - Pauvre)	Sokoiba	Groupe (Très Pauvre - Pauvre)
Kassorola	Groupe (Très Pauvre - Pauvre)	Kassorola	Groupe (Très Pauvre - Pauvre)
Tene	Groupe (Très Pauvre - Pauvre)	Tene	Groupe (Très Pauvre - Pauvre)
Monimpébougou	Groupe (Très Pauvre - Pauvre)	Monimpébougou	Groupe (Très Pauvre - Pauvre)
Tominian	Groupe (Très Pauvre - Pauvre)	Fangasso	Groupe (Très Pauvre - Pauvre)
Fangasso	Groupe (Très Pauvre - Pauvre)	Baraoueli	Groupe (Très Pauvre - Pauvre)
Tibissa	Groupe (Très Pauvre - Pauvre)	Tominian	Groupe (Presque Pauvre- Non Pauvre)
Sanando	Groupe (Très Pauvre - Pauvre)	Tibissa	Groupe (Presque Pauvre- Non Pauvre)
Segou	Groupe (Presque Pauvre- Non Pauvre)	Sanando	Groupe (Presque Pauvre- Non Pauvre)
Pelenguana	Groupe (Presque Pauvre- Non Pauvre)	Segou	Groupe (Presque Pauvre- Non Pauvre)
San	Groupe (Presque Pauvre- Non Pauvre)	Pelenguana	Groupe (Presque Pauvre- Non Pauvre)
Niono	Groupe (Presque Pauvre- Non Pauvre)	San	Groupe (Presque Pauvre- Non Pauvre)
Siribala	Groupe (Presque Pauvre- Non Pauvre)	Niono	Groupe (Presque Pauvre- Non Pauvre)
Sirifla Boundi	Groupe (Presque Pauvre- Non Pauvre)	Siribala	Groupe (Presque Pauvre- Non Pauvre)
Bla	Groupe (Presque Pauvre- Non Pauvre)	Sirifla Boundi	Groupe (Presque Pauvre- Non Pauvre)
Kemeni	Groupe (Presque Pauvre- Non Pauvre)	Bla	Groupe (Presque Pauvre- Non Pauvre)
Yangassa	Groupe (Presque Pauvre- Non Pauvre)	Kemeni	Groupe (Presque Pauvre- Non Pauvre)
Macina	Groupe (Presque Pauvre- Non Pauvre)	Yangassa	Groupe (Presque Pauvre- Non Pauvre)
Kokry	Groupe (Presque Pauvre- Non Pauvre)	Macina	Groupe (Presque Pauvre- Non Pauvre)
Baraoueli	Groupe (Presque Pauvre- Non Pauvre)	Kokry	Groupe (Presque Pauvre- Non Pauvre)
Tamani	Groupe (Presque Pauvre- Non Pauvre)	Tamani	Groupe (Presque Pauvre- Non Pauvre)

***Source :** profil de pauvreté des 703 Communes (PNUD, 2022)*

Tableau 10 : De la richesse à la pauvreté

Du groupe (Presque Pauvre- Non Pauvre) vers le groupe (Très Pauvre - Pauvre)			
Commune en 2014	**Statut de Pauvreté**	**Commune en 2018**	**Statut de Pauvreté**
Baraoueli	Groupe (Presque Pauvre- Non Pauvre)	Segou	Groupe (Presque Pauvre- Non Pauvre)
Segou	Groupe (Presque Pauvre- Non Pauvre)	Pelenguana	Groupe (Presque Pauvre- Non Pauvre)
Pelenguana	Groupe (Presque Pauvre- Non Pauvre)	San	Groupe (Presque Pauvre- Non Pauvre)
San	Groupe (Presque Pauvre- Non Pauvre)	Niono	Groupe (Presque Pauvre- Non Pauvre)
Niono	Groupe (Presque Pauvre- Non Pauvre)	Siribala	Groupe (Presque Pauvre- Non Pauvre)
Siribala	Groupe (Presque Pauvre- Non Pauvre)	Sirifla Boundi	Groupe (Presque Pauvre- Non Pauvre)
Sirifla Boundi	Groupe (Presque Pauvre- Non Pauvre)	Bla	Groupe (Presque Pauvre- Non Pauvre)
Bla	Groupe (Presque Pauvre- Non Pauvre)	Kemeni	Groupe (Presque Pauvre- Non Pauvre)
Kemeni	Groupe (Presque Pauvre- Non Pauvre)	Yangassa	Groupe (Presque Pauvre- Non Pauvre)
Yangassa	Groupe (Presque Pauvre- Non Pauvre)	Macina	Groupe (Presque Pauvre- Non Pauvre)
Macina	Groupe (Presque Pauvre- Non Pauvre)	Kokry	Groupe (Presque Pauvre- Non Pauvre)
Kokry	Groupe (Presque Pauvre- Non Pauvre)	Tamani	Groupe (Presque Pauvre- Non Pauvre)
Tamani	Groupe (Presque Pauvre- Non Pauvre)	Tominian	Groupe (Presque Pauvre- Non Pauvre)
Sokoiba	Groupe (Très Pauvre - Pauvre)	Tibissa	Groupe (Presque Pauvre- Non Pauvre)
Kassorola	Groupe (Très Pauvre - Pauvre)	Sanando	Groupe (Presque Pauvre- Non Pauvre)
Tene	Groupe (Très Pauvre - Pauvre)	Baraoueli	Groupe (Très Pauvre - Pauvre)
Monimpébougou	Groupe (Très Pauvre - Pauvre)	Sokoiba	Groupe (Très Pauvre - Pauvre)
Fangasso	Groupe (Très Pauvre - Pauvre)	Kassorola	Groupe (Très Pauvre - Pauvre)
Tominian	Groupe (Très Pauvre - Pauvre)	Tene	Groupe (Très Pauvre - Pauvre)
Tibissa	Groupe (Très Pauvre - Pauvre)	Monimpébougou	Groupe (Très Pauvre - Pauvre)
Sanando	Groupe (Très Pauvre - Pauvre)	Fangasso	Groupe (Très Pauvre - Pauvre)

Source : *Profil de pauvreté des 703 Communes (PNUD, 2018)*

La situation de pauvreté des Communes est dynamique, beaucoup de communes Très pauvres et Pauvres sont devenues Presque Pauvre et même Non pauvre, tant disque la situation de certaines se sont dégradées de la situation de Non Pauvre à Presque Pauvre et Même Pauvre. De façon globale la situation s'est plutôt améliorée pour las communes de Ségou de 2019 à 2022.

En définitive, bien que la région de Ségou ait enregistré des avancées dans la réduction de la pauvreté, des efforts supplémentaires sont nécessaires pour assurer un développement humain inclusif et durable, en accord avec les principes du PNUD et les objectifs de développement spécifiques à la région.

Figure 2 : Cartographie de l'indice de pauvreté Communale

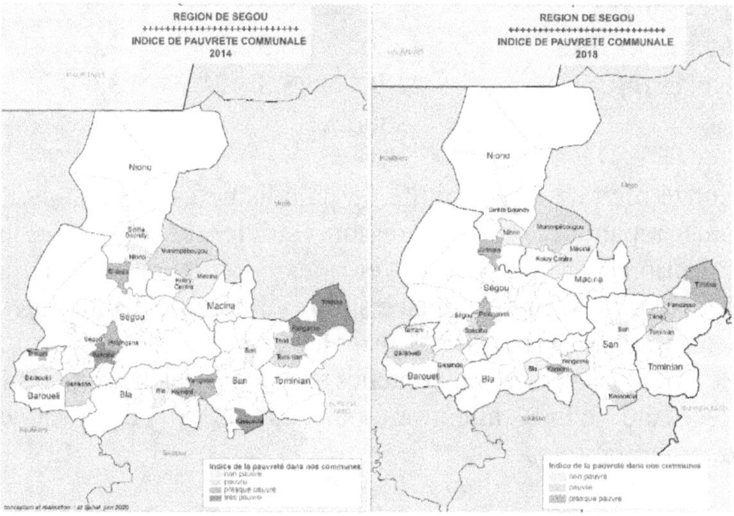

Source : CRAPES ML, JUIN 2023

Section II : Accès aux soins de santé

L'analyse de la situation sanitaire dans la région de Ségou révèle des aspects cruciaux concernant l'accès aux soins et l'état des infrastructures de santé. Bien que le taux de morbidité dans cette région (21.0%) soit inférieur à la moyenne nationale du Mali (24.2%), les disparités géographiques et l'état des infrastructures de santé présentent des défis majeurs.

Tableau 12 : Évolution des taux de morbidité, par groupe d'âge selon le sexe (%)

Groupe d'âge	Avril-juin			Juill – Sept 23		
	M	F	E	M	F	E
Moins de 5 ans	31,7	29,5	3	31,9	3	**3**
5 - 10 ans	20,6	19,3	2	23,9	2	**2**
11 -14 ans	18,0	17,0	1	17,5	1	**1**
15 - 59 ans	18,1	25,7	2	17,2	2	**2**
60 ans et plus	42,2	46,8	4	39,6	3	**3**
Ensemble	**22,9**	**25,3**	**2**	**23,0**	**2**	**2**

Source :

Sur le plan de la morbidité, le paludisme est la maladie la plus répandue dans la région, suivie de près par les affections respiratoires et les douleurs musculo-squelettiques. Les groupes les plus vulnérables, notamment les enfants de moins de 5 ans et les personnes âgées de plus de 60 ans, sont les plus touchés. Ces données soulignent la nécessité d'une attention particulière à ces groupes démographiques.

La répartition des infrastructures de santé dans la région de Ségou est préoccupante. Bien que 54,51% de la population vive à moins de 5 km d'un centre de santé, une proportion significative habite à une plus grande distance, rendant l'accès aux soins plus complexe. Cette situation est aggravée par des conditions de transport difficiles et un contexte d'insécurité croissant.

L'état des infrastructures de santé est également inquiétant. Seulement 55% des centres de santé communautaires (CSCOM) sont en bon état, tandis que 45% sont considérés comme passables ou en mauvais état. Cette situation est particulièrement problématique dans les communes de Macina, Niono, San, Ségou, et Tominian, où certaines infrastructures sont mal pourvues ou en état dégradé.

L'accès limité aux infrastructures de santé et leur état précaire ont un impact direct sur la santé des populations, notamment en augmentant les risques de mortalité et de morbidité, en particulier chez les femmes et les enfants. Cela souligne l'urgence d'investissements dans le secteur de la santé pour améliorer l'accès aux soins et la qualité des infrastructures.

En conclusion, la région de Ségou, bien qu'ayant un taux de morbidité inférieur à la moyenne nationale, fait face à des défis importants en matière de santé. L'amélioration de l'accès aux soins et la réhabilitation des infrastructures de santé sont des priorités cruciales pour améliorer l'état de santé de la population de cette région.
Pour la région de Ségou, le paludisme est l'affection la plus prévalent (12,6%), suivie des affections suivantes : toux (3 %) douleurs dans le dos/articulations (1,7%), maux de tête (1,3%) et maux de ventre (1,3%).

Tableau 13 : Prévalence des maladies les plus courantes par région et milieu

	Palu	Diarrhé	Douleurs dans le	Toux	Problè me de	Problème d'oreille/ne	Problè me	Problè me	Blessure/fractu re/ entorse	Tensio n/	Mau x de	Maux de tête/	Autres
Région													
Kaves	14.5	1.2	2.1	2.5	0.2	0.1	0.2	0.1	0.3	0.4	1.0	1.0	**0.5**
Koulikoro	14.6	0.5	2.1	0.9	0.1	0.2	0.1	0.1	0.8	0.3	1.3	1.0	**0.2**
Sikasso	15.8	0.3	1.3	0.5	0.2	0.0	0.1	0.1	0.4	0.5	0.4	0.4	**0.5**
Ségou	12.6	0.5	1.7	3.1	0.1	0.1	0.2	0.0	0.3	0.4	1.3	1.3	**0.8**
Mopti	17.5	1.3	3.2	2.2	0.4	0.3	0.5	0.3	0.8	0.4	2.1	2.4	**0.7**
Tombouctu	52.6	0.5	16.4	25.0	0.0	0.1	0.4	0.0	2.3	1.1	12.6	15.5	**0.1**
Gao	15.7	0.7	2.5	0.0	0.3	0.8	0.2	0.0	0.0	0.4	2.4	0.7	**0.2**
Kidal	13.2	0.0	1.5	3.2	0.1	0.1	0.6	0.0	0.1	0.7	1.7	1.1	**0.0**
Bamako	10.3	0.2	1.7	1.4	0.5	0.4	0.2	0.6	0.3	1.3	1.9	1.0	**5.0**
Milieu													
Urbain	13.7	0.3	2.1	2.0	0.4	0.3	0.3	0.4	0.4	1.0	2.0	1.4	**3.0**
'Bamako	*10.3*	*0.2*	*1.7*	*1.4*	*0.5*	*0.4*	*0.2*	*0.6*	*0.3*	*1.3*	*1.9*	*1.0*	***5.0***
'Autres	*17.5*	*0.5*	*2.4*	*1.8*	*0.3*	*0.3*	*0.4*	*0.1*	*0.5*	*0.7*	*2.0*	*1.8*	***0.8***
Rural	17.0	0.7	2.9	3.0	0.2	0.1	0.2	0.1	0.6	0.4	1.8	1.9	**0.4**
Ensemble	**16,1**	**0,7**	**2,7**	**2,7**	**0,2**	**0,2**	**0,2**	**0,2**	**0,6**	**0,5**	**1,8**	**1,8**	1,1

Source : *EMOP 2019/2022, passage 2 (juillet-septembre)*

Tableau 14 : Proportion de population vivant des rayons spécifiques des centres de santé en 2023

Région	Population totale	Population dans un rayon de	Proportion de population vivant dans un	Population dans un rayon de 15km	Proportion de population vivant dans un	Population dans un rayon de	Proportion de population
Kayes	2665001	1592790	59,77	2258185	84,73	406838	**15,27**
Koulikoro	3237000	1632086	50,42	2831963	87,49	405041	**12,51**
Sikasso	3533000	1845235	52,23	3180970	90,04	357461	**10,12**
Ségou	3123723	1702684	54,51	2772389	88,75	186687	**5,98**
Mopti	2721000	1344664	49,42	2320968	85,3	400035	**14,7**
Tombouct	902000	405995	45,01	559337	62,01	107189	**11,88**
Gao	650246	204971,2	31,52	330395,2	50,81	65511,	**10,07**
Kidal	91086	35529	39,01	45546	50	42592	**46,76**
Taoudéni	181266	26764	14,77	46603	25,71	133690	**73,75**
Ménaka	74965	12829	17,11	22809	30,43	11120	**14,83**
Bamako	2420001	2264770	93,59	2420001	100	0	**0**
Mali	**1959928**	**1106831**	**57**	**16789166**	**86**	**211616**	**11**

Source : *DHIS2 (Annuaire statistique du système national d'information sanitaire 2018)*

Nous constatons ainsi que, pour la région de Ségou, seulement 54,51% de la population se trouve dans un rayon de 5 km d'un centre de santé alors que la moyenne nationale se situe à 57%. Cela est légèrement préoccupant.

En effet, dans la région de Ségou, la très grande majorité de la population de la région (88,75%) vit dans un rayon de 15 km d'un centre de santé et 5,98% dans un rayon de plus de 15 km. Cela, nous l'avons dit, est préoccupant d'autant plus que les voies de communication et les conditions de transport sont particulièrement difficiles dans la région. Surtout dans la conjoncture actuelle de forte insécurité.

Le graphique ci-dessous le confirme, non seulement existe-il une grande disparité entre les cercles dè la zone, mais en outre il y a une disparité selon les années. À Macina et Bla une proportion de 97% de la population vivait dans un rayon de 5 km d'un centre de santé en 2019 ; mais en 2023, c'est-à-dire trois années plus tard, ce taux a diminué considérablement aussi bien pour Macina (53%) que pour Bla (56%). Cela est certainement relié à la situation sécuritaire mais également à la dégradation des infrastructures.

Figure 3 : Pourcentage de la population vivant dans un rayon de 5 km d'un centre de santé par cercle et par année

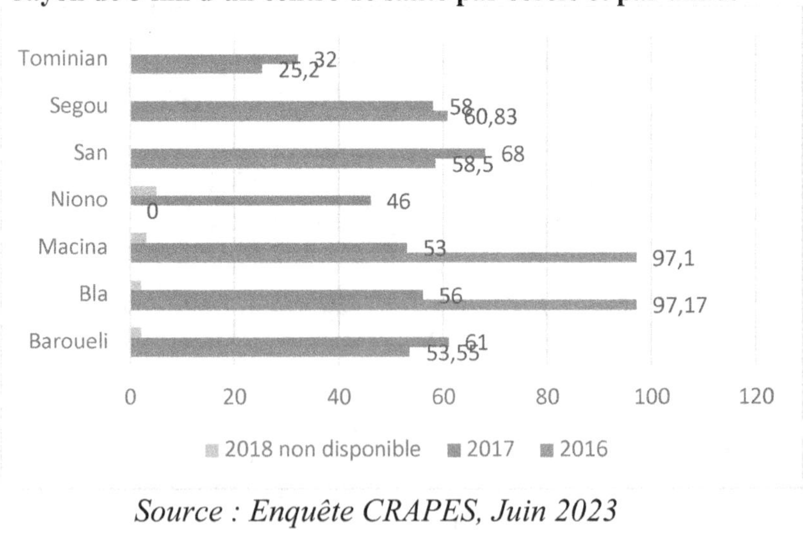

Source : Enquête CRAPES, Juin 2023

Ces données témoignent d'un double phénomène dans la région :

- Sur un plan que nous appellerons spécifique, il y a, d'un côté, une dégradation significative de l'accessibilité des centres de santé entre 2019 et 2022 dans certains cercles, notamment Bla, Macina, Niono et Ségou ; et, de l'autre côté, il y a également ce qui ressemble à une apparente amélioration relative de cette accessibilité dans les cercles de Barouéli, San et Tominian.
- Sur un plan global cette fois-ci, en 2017 comparativement aux années précédentes, il y a une très nette dégradation générale de l'accessibilité aux centres de santé de proximité pour les populations dans l'ensemble de la région du fait des facteurs reliés à l'insécurité. Preuve claire de l'important effort d'investissement qui reste encore à faire sur le plan de l'accès aux soins de santé pour l'ensemble de la population.

État des infrastructures de santé / CSCOM

La figure ci-dessous donne une bonne représentation de la localisation et de la répartition des infrastructures de santé dans la région de Ségou.

Comme on peut le constater sur la carte, certaines communes sont particulièrement mal pourvues en infrastructures de santé. Ce sont notamment les communes dans les cercles suivants :

- Cercle de Macina : Monimpébougu, Boky Wèrè, Souleye ;
- Cercle de Niono : Dogofry, Diabaly, Nampalari, Sokolo, Toridaga Ko et Kalasigida ;
- Cercle de San : Siadougou, Sy, Baramandougou et Oualon ;
- Cercle de Ségou : Belen, N'koumandougou, Souba, Banguindabougou, Sama Foulala, Diganibougou ;

- Cercle de Tominian : Timissa, Ouan, Lanfiala, Koula, Fangasso et Benena.
-

Figure 4 : Cartographie des infrastructures de santé

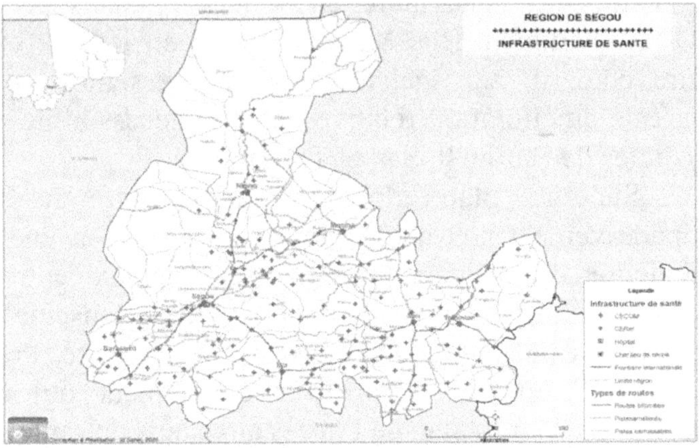

Source *: Enquête CRAPES, juin 202*

D'autre part, comme on peut le voir sur le graphique ci-dessous, sans être catastrophique, l'état global des infrastructures de santé dans la région n'est pas du tout satisfaisant.

Figure 5 : État des lieux des infrastructures de santé (CSCOM) pour la région de Ségou

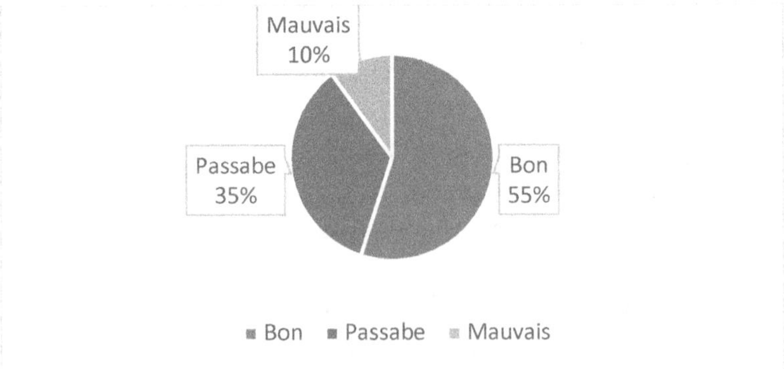

Source : Enquête CRAPES, juin 2023

En effet, selon ce graphique, Pour Ségou, 55% des infrastructures de santé sont en bon état, 35% dans un état passable et seulement 10% en mauvais état. La situation de ces infrastructures est certes meilleure à Ségou qu'à Mopti - où une proportion de 65% de ces infrastructures est dans état passable. Mais cela ne doit pas masquer le fait que 45% de ces infrastructures sont dans un état problématique à Ségou.

Cette situation d'ensemble des infrastructures de santé est particulièrement inquiétante aussi bien pour Mopti que Ségou. A Ségou, 45% des infrastructures sont dans un état problématique, ce qui est alarmant.
Les conséquences de cette situation sont graves sur le plan socio-sanitaire. En effet, les difficultés d'accès aux infrastructures de santé ont un impact direct sur l'état sanitaire général de ces populations (difficultés d'accès aux soins de santé préventifs, curatifs et promotionnels). Cela affecte également plus durement les populations les plus vulnérables et les plus exposées, occasionnant du coup l'augmentation des mortalités et des morbidités maternelles et infantiles.

Figure 6 : État des infrastructures de santé (CSCOM) dans les communes enquêtées

Ségou	Cercles	Communes	Bon	Passable	Mauvais	Total
	Niono	Niono	4	0	0	**4**
		Siribala	0	2	0	**2**
		Sirifila Boundi	3	0	0	**3**
	Bla	Bla	2	0	0	**2**
		Kemeni	0	1	0	**1**

		Yangasso	1	0	0	**1**
		Macina	0	3	0	**3**
	Macina	Kokry	0	1	0	**1**
		Monimpébougou	0	0	1	**1**
	Ségou	Ségou	3	0	0	**3**
		Pélengana	2	0	0	**2**
		Sakoiba	2	0	0	**2**
	San	San	0	1	2	**3**
		Kassorola	0	1	0	**1**
		Tenè	0	1	0	**1**
		Tominian	2	1	0	**3**
	Tominian	Fangasso	0	2	0	**2**
		Tibissa	1	0	0	**1**
		Barouéli	2	0	0	**2**
	Barouéli	Sanando	0	0	1	**1**
		Tamani	0	1	0	**1**
		Total	**22**	**14**	**4**	**40**

Source : *Enquête CRAPES MALI 2023*

L'analyse des données par région, montre que, sur le plan national, il n'y a pas vraiment de grande disparité entre le milieu urbain (24,1%) et rural (24,2%). En revanche, la région de Mopti (avec un taux de morbidité de 30,3%) est très largement au-dessus de la moyenne nationale sur le plan de la morbidité.

Sur le plan des maladies les plus courantes, le paludisme semble être l'affection la plus prévalence toutes les régions confondues, tandis que certaines affections (douleurs dans le dos ou les articulations, maux de ventre, maux de tête) sont plus prévalences dans certaines régions seulement.
Comme le montre les travaux ci-dessous, pour la région de Mopti, le paludisme est l'affection la plus prévalence

(17,5%), suivie des affections suivantes : douleurs dans le dos/articulations (3,2%), maux de tête (2,4%) et toux (2,2%).

Tableau 15 : Évolution des taux de morbidité, par groupe d'âge selon le sexe (%)

Groupe d'âge	Avril-juin 2022			Juillet-septembre 2022		
	Masculin	**Féminin**	**Ensemble**	**Masculin**	**Féminin**	**Ensemble**
Moins de 5 ans	31,7	29,5	30,7	31,9	31,3	**31,6**
5 - 10 ans	20,6	19,3	20,0	23,9	23,5	**23,7**
11 -14 ans	18,0	17,0	17,6	17,5	19,6	**18,5**
15 - 59 ans	18,1	25,7	22,1	17,2	23,8	**20,8**
60 ans et plus	42,2	46,8	44,0	39,6	36,4	**38,4**
Ensemble	**22,9**	**25,3**	**24,1**	**23,0**	**25,3**	**24,2**

Source : *EMOP 2019/2022, passage 2 (juillet-septembre*

Tableau 16 : Prévalence de certaines maladies par région, milieu et tranche d'âge de la population (%)

Région	Paludisme	Diarrhée	Douleurs dans le dos/membre/ articulations	Toux	Problème de peau	Problème d'oreille /nez/ gorge	Problème d'œil	Problème dentaire	Blessure/f racture/ entorse	Tension Diabète	Maux de ventre	Maux de tête céphalées	Autres
Kayes	14,5	1,2	2,1	2,5	0,2	0,1	0,2	0,1	0,3	0,4	1,0	1,0	**0,5**
Koulikoro	14,6	0,5	2,1	0,9	0,1	0,2	0,1	0,1	0,8	0,3	1,3	1,0	**0,2**
Sikasso	15,8	0,3	1,3	0,5	0,2	0,0	0,1	0,1	0,4	0,5	0,4	0,4	**0,5**
Ségou	12,6	0,5	1,7	3,1	0,1	0,1	0,2	0,0	0,3	0,4	1,3	1,3	**0,8**
Mopti	17,5	1,3	3,2	2,2	0,4	0,3	0,5	0,3	0,8	0,4	2,1	2,4	**0,7**
Tombouctou	52,6	0,5	16,4	25,0	0,0	0,1	0,4	0,0	2,3	1,1	12,6	15,5	**0,1**
Gao	15,7	0,7	2,5	0,0	0,3	0,8	0,2	0,0	0,0	0,4	2,4	0,7	**0,2**
Kidal	13,2	0,0	1,5	3,2	0,1	0,1	0,6	0,0	0,1	0,7	1,7	1,1	**0,0**
Bamako	10,3	0,2	1,7	1,4	0,5	0,4	0,2	0,6	0,3	1,3	1,9	1,0	**5,0**
						Milieu							
Urbain	13,7	0,3	2,1	2,0	0,4	0,3	0,3	0,4	0,4	1,0	2,0	1,4	**3,0**
'Bamako	*10,3*	*0,2*	*1,7*	*1,4*	*0,5*	*0,4*	*0,2*	*0,6*	*0,3*	*1,3*	*1,9*	*1,0*	***5,0***
'Autres villes	*17,5*	*0,5*	*2,4*	*1,8*	*0,3*	*0,3*	*0,4*	*0,1*	*0,5*	*0,7*	*2,0*	*1,8*	***0,8***
Rural	17,0	0,7	2,9	3,0	0,2	0,1	0,2	0,1	0,6	0,4	1,8	1,9	**0,4**
Ensemble	**16,1**	**0,7**	**2,7**	**2,7**	**0,2**	**0,2**	**0,2**	**0,2**	**0,6**	**0,5**	**1,8**	**1,8**	**1,1**

Source : *EMOP 2019/2022, passage 2 (juillet-septembre)*

Le tableau ci-dessous permet d'avoir une appréciation générale des proportions de populations vivant dans des rayons spécifiques des centres de santé pour la région.
Nous constatons ainsi que, pour la région, seulement 49,42% de la population se trouve dans un rayon de 5 km d'un centre de santé alors que la moyenne nationale se situe à 57%.

Tableau 17 : Pourcentage de population vivant dans des rayons spécifiques des centres de santé

REGION	Population totale	Population dans un rayon de 5km	Proportion de population vivant dans un rayon de 5 km d' un centre de santé	Population dans un rayon de 15km	Proportion de population vivant dans un rayon de 15km d' un	Population dans un rayon de plus de 15km	Proportion de population vivant
Kayes	2665001	1592790	59,77	2258185	84,73	406838	**15,27**
Koulikoro	3237000	1632086	50,42	2831963	87,49	405041	**12,51**
Sikasso	3533000	1845235	52,23	3180970	90,04	357461	**10,12**
Ségou	3123723	1702684	54,51	2772389	88,75	186687	**5,98**
Mopti	2721000	1344664	49,42	2320968	85,3	400035	**14,7**

Tombouctou	902000	405995	45,01	559337	62,01	107189	**11,88**
Gao	650246	204971,2	31,52	330395,2	50,81	65511,1	**10,07**
Kidal	91086	35529	39,01	45546	50	42592	**46,76**
TaoudéniTTaoudeniTaoudéni	181266	26764	14,77	46603	25,71	133690	**73,75**
Ménakaénén	74965	12829	17,11	22809	30,43	11120	**14,83**
Bamako	2420001	2264770	93,59	2420001	100	0	**0**
Mali	**19599288**	**11068317**	**57**	**16789166**	**86**	**2116164**	**11**

Source : *EMOP, 2022*

CHAPITRE 5 :

ANALYSE ET INTERPRÉTATION DES RÉSULTATS

Section 1 : Interprétation des résultats

La situation sécuritaire dans la région de Mopti, marquée par une présence renforcée de groupes armés depuis 2012, révèle un impact significatif sur l'accès aux services essentiels, en particulier la santé. Cette insécurité croissante a entraîné des défis majeurs dans la prestation de soins de santé, exacerbés par une infrastructure sanitaire déjà fragile. Selon l'Organisation mondiale de la santé (OMS, 2021), de telles circonstances aggravent invariablement la situation sanitaire des populations affectées, un phénomène observé mondialement dans des contextes similaires de conflit.

Des données spécifiques à la région de Mopti montrent une prévalence élevée de maladies, avec le paludisme en tête de liste. Selon l'Enquête de Morbidité, Prévalence et Politiques (EMOP, 2022), le paludisme a affecté 17,5 % de la population de la région, un taux nettement supérieur à la moyenne nationale. Cette situation est aggravée par des taux également élevés de douleurs articulaires (3,2 %), de maux de tête (2,4 %) et de toux (2,2 %), reflétant une diversité de problèmes de santé exacerbés par un accès limité aux soins médicaux.

La situation est encore plus préoccupante pour les groupes vulnérables. Par exemple, les enfants de moins de 5 ans, particulièrement sensibles aux effets du paludisme, représentent 31,6 % des cas dans la région, une proportion alarmante qui souligne l'urgence d'une intervention sanitaire ciblée.

L'accès aux soins de santé est un autre aspect critique. Selon les données de DHIS2 (2018), seulement 49,42% de la population de Mopti vit à moins de 5 km d'un centre de santé, comparativement à une moyenne nationale de 57%. Cette accessibilité limitée, couplée à des infrastructures de santé souvent en état passable (65% selon notre enquête, 2023), crée un environnement où les besoins de santé ne sont pas suffisamment satisfaits.

La corrélation entre insécurité et santé publique, soutenue par l'OMS, se vérifie donc pleinement dans la région de Mopti. Les défis sanitaires rencontrés sont un miroir de la situation sécuritaire, mettant en lumière l'interconnexion entre stabilité politique et santé publique. Ces constatations soulignent l'importance cruciale d'une approche multidimensionnelle dans la résolution de ces crises, où les interventions sanitaires doivent être accompagnées de mesures visant à rétablir la sécurité et la stabilité dans la région.

Section 2 : Comparaison avec les théories et études antérieures

Les résultats obtenus dans la région de Mopti se conforment aux théories de la santé publique établies par des chercheurs tels que Farmer (2004), qui associent l'instabilité et la violence à une détérioration des conditions de santé. Farmer souligne comment les conflits exacerbent les problèmes de santé existants et créent de nouvelles urgences sanitaires, une situation clairement observée à Mopti avec l'augmentation des cas de paludisme et d'autres maladies.
De même, les travaux de Kruk et al. (2010) ont mis en évidence les conséquences de l'insécurité sur l'accès aux soins de santé, particulièrement dans les régions touchées par des conflits. Leurs recherches ont démontré que les infrastructures de santé dans les zones de conflit sont

souvent insuffisantes, surchargées ou inaccessibles, ce qui est corroboré par les données de la région de Mopti, où une grande partie de la population vit à plus de 5 km d'un centre de santé.

En outre, les disparités de morbidité observées entre différents groupes d'âge et sexes à Mopti s'alignent sur les conclusions de l'Organisation mondiale de la santé (WHO, 2018). Cette organisation a souligné que les conflits armés affectent de manière disproportionnée les populations vulnérables, en particulier les femmes et les enfants. La prévalence élevée de maladies chez les enfants de moins de 5 ans et chez les personnes âgées dans la région de Mopti est un exemple frappant de cette tendance.

Ces comparaisons révèlent que les situations observées à Mopti ne sont pas isolées, mais s'inscrivent dans un schéma plus large reconnu dans les études de santé publique en contexte de conflit. Elles soulignent la nécessité de stratégies de santé publique qui prennent en compte les spécificités des zones touchées par des conflits, ainsi que l'importance d'aborder les causes sous-jacentes de l'insécurité pour améliorer efficacement les conditions de santé des populations affectées.

Section III : Implications pour la politique et la pratique

Les résultats de l'analyse de la situation à Mopti mettent en lumière la nécessité impérieuse de politiques de santé publique adaptées aux contextes de conflit. Comme le souligne UNICEF (2019), il est essentiel de renforcer les infrastructures de santé dans ces régions tout en assurant la sécurité du personnel et des patients. Cela implique non seulement la construction et la réhabilitation des installations sanitaires, mais aussi la mise en place de

mesures de sécurité efficaces pour protéger les usagers et les fournisseurs de soins de santé.
En parallèle, Save the Children (2020) recommande le développement de stratégies de soins de santé spécifiquement conçues pour les groupes vulnérables, en particulier les enfants et les personnes âgées. Cela nécessite des interventions ciblées qui tiennent compte des besoins particuliers de ces groupes, notamment en termes de prévention et de traitement des maladies, ainsi que de soutien nutritionnel et psychosocial.

En outre, ces résultats appellent à une coopération renforcée entre les acteurs humanitaires, les gouvernements et les communautés locales. Comme l'indique Médecins Sans Frontières (MSF, 2021), développer des solutions intégrées et durables aux défis de la santé publique dans les zones de conflit nécessite une approche collaborative. Cela inclut le partage des ressources, des connaissances et des expertises, ainsi que la participation active des communautés locales dans la planification et la mise en œuvre des interventions de santé.

Enfin, ces constatations mettent en évidence l'importance de ces actions dans le cadre des objectifs de développement durable des Nations Unies (2020), en particulier en ce qui concerne la santé et le bien-être pour tous. Pour atteindre ces objectifs, il est crucial d'aborder de manière holistique les impacts de l'insécurité sur la santé publique et de mettre en œuvre des politiques et des pratiques qui répondent efficacement aux besoins des populations dans les régions en conflit.

Limites de l'étude et pistes de recherche future

La crise sécuritaire dans la région de Mopti, exacerbée depuis 2012, a entraîné des défis majeurs dans l'accès aux services de base, en particulier dans le secteur de la santé. L'augmentation de la morbidité, dominée par le paludisme, ainsi que les difficultés d'accès aux soins de santé, mettent en évidence l'impact direct du conflit. Cette situation a particulièrement exacerbé la vulnérabilité de groupes spécifiques, tels que les enfants et les personnes âgées. Ces résultats suggèrent un besoin urgent d'élaborer des politiques de santé publique adaptées, en se concentrant sur le renforcement des infrastructures de santé et la garantie de la sécurité du personnel et des patients dans les régions en conflit.

Les implications pour l'avenir sont significatives, car elles soulignent la nécessité d'une collaboration accrue entre les organismes humanitaires, les gouvernements et les communautés locales pour élaborer des solutions intégrées et durables aux défis de santé publique dans les régions touchées par les conflits. Cette approche collaborative est vitale pour atténuer l'impact de l'insécurité sur la santé publique et pour progresser vers la réalisation des objectifs de développement durable, notamment la santé et le bien-être pour tous.

En termes de recommandations pour les politiques publiques et la pratique, il est impératif de mettre en place des stratégies visant à fournir des soins de santé adaptés aux besoins spécifiques des groupes les plus vulnérables. Cela implique l'adoption de mesures pour assurer la disponibilité et l'accessibilité des services de santé dans toutes les zones, indépendamment de l'instabilité sécuritaire. Il est également crucial de promouvoir des programmes de sensibilisation et de prévention des maladies, en particulier dans les régions où l'accès aux soins de santé est limité.

Cependant, cette étude présente certaines limitations qui ouvrent la voie à des recherches futures. La dépendance aux données disponibles, qui peuvent ne pas refléter entièrement la réalité sur le terrain en raison de l'insécurité, appelle à des études de terrain plus approfondies. De plus, l'étude se concentre sur une période spécifique sans une analyse comparative étendue sur plusieurs années. Il serait bénéfique d'examiner l'évolution de la situation sur une période plus longue pour mieux comprendre les tendances et les changements. En outre, les aspects psychosociaux du conflit sur la santé, ainsi que l'impact des facteurs socio-économiques dans des situations de crise, méritent une attention particulière. En abordant ces limitations et en explorant ces pistes de recherche, les études futures peuvent contribuer à une compréhension plus nuancée et complète des impacts de la crise sécuritaire sur la santé publique dans les régions de Mopti et Ségou et dans des contextes similaires.

CONCLUSION ET RECOMMANDATIONS

Synthèse des principaux résultats

Les régions du Centre au Mali ont été profondément affectée par une crise sécuritaire prolongée, ayant des répercussions significatives sur l'accès aux services essentiels, en particulier dans le domaine de la santé. L'analyse des données révèle une augmentation marquée de la morbidité, avec le paludisme comme affection prédominante, reflétant les conséquences directes de l'instabilité et du conflit dans la région.

Cette situation a exacerbé les défis existants en matière de santé publique, rendant l'accès aux soins de santé plus difficile, notamment pour les groupes les plus vulnérables tels que les enfants et les personnes âgées. Ces deux groupes sont particulièrement affectés, non seulement en raison de leur vulnérabilité inhérente, mais aussi en raison de la dégradation des systèmes de santé et des infrastructures, ainsi que de l'insécurité qui entrave l'accès aux services de santé.

La situation dans le Centre est donc un exemple frappant de la manière dont les conflits peuvent perturber les services de santé essentiels, entraînant des conséquences sanitaires graves pour les populations locales. Cela souligne la nécessité d'interventions ciblées et efficaces pour répondre aux besoins sanitaires dans les contextes de conflit, en particulier pour les groupes les plus à risque.

Implications pour le futur

Les résultats de l'étude sur la crise sécuritaire dans le Centre et son impact sur la santé publique ont d'importantes implications pour l'avenir. Premièrement, ils mettent en évidence la nécessité de stratégies de santé publique adaptées et résilientes dans les contextes de conflit. L'importance de développer des systèmes de santé capables de résister et de s'adapter aux perturbations causées par l'insécurité est cruciale pour garantir une couverture sanitaire continue et efficace.

Deuxièmement, ces résultats soulignent l'importance d'une approche inclusive et centrée sur la personne dans la planification des services de santé. Cela implique une attention particulière aux besoins des groupes vulnérables, notamment les enfants et les personnes âgées, qui sont les plus affectés par les interruptions des services de santé dans des contextes de conflit.

En outre, ces conclusions appellent à une plus grande collaboration entre les gouvernements, les organisations non gouvernementales, les agences humanitaires et les communautés locales. Un partenariat étroit est nécessaire pour élaborer des solutions pratiques et durables qui tiennent compte des réalités locales et des défis uniques posés par l'instabilité.

Enfin, ces résultats indiquent la nécessité d'investissements continus dans la recherche et le suivi dans les régions affectées par des conflits. Cela aiderait à comprendre mieux l'évolution des besoins en santé publique et à ajuster les interventions en conséquence pour garantir que les populations vulnérables reçoivent l'assistance dont elles ont besoin.

Recommandations pour les politiques publiques et la pratique

1. **Réhabilitation des infrastructures sanitaires**: Prioriser la réhabilitation et le renforcement des

infrastructures de santé, particulièrement dans les zones les plus touchées par l'insécurité. Cela comprend non seulement la restauration physique des établissements de santé, mais également le renforcement des services offerts.

2. **Amélioration de l'accès aux soins**: Construire de nouvelles infrastructures sanitaires pour étendre la couverture sanitaire sur l'ensemble du territoire. Il est également impératif de sécuriser les infrastructures existantes et leurs voies d'accès, assurant ainsi un accès sécurisé et efficace aux soins pour toutes les populations.
3. **Formation et protection du personnel médical**: Renforcer la formation du personnel médical pour les situations d'urgence et de conflit, tout en assurant leur sécurité, notamment par des mesures de protection accrues et des formations adaptées aux contextes de crise.
4. **Développement de programmes de santé mobiles**: Mettre en œuvre des initiatives telles que des cliniques temporaires ou des programmes mobiles pour atteindre les populations dans les zones difficiles d'accès, accompagnées de mesures de sécurité adéquates.
5. **Campagnes de sensibilisation à la santé**: Lancer des campagnes de sensibilisation sur les maladies prévalentes et les pratiques de santé préventive, visant à améliorer la connaissance et la prévention au sein des communautés locales.

Sécurité et stabilité

1. **Renforcement des capacités des forces de défense et de sécurité**: Améliorer les capacités opérationnelles des Forces de défense et de sécurité, incluant le développement d'infrastructures et

d'équipements adaptés, et le renforcement de la présence de l'Administration d'État dans toutes les localités affectées.

2. **Mobilisation communautaire et culture de la Paix**: Engager les communautés dans un programme de communication étendu sur la sécurité et la culture de la paix, incluant la création de cadres de concertation réunissant tous les acteurs régionaux et locaux.

Gouvernance et Coordination

1. **Collaboration multi-acteurs**: Encourager une collaboration étroite entre les acteurs gouvernementaux, les partenaires techniques et financiers, les ONG, les collectivités territoriales, et la diaspora pour une mise en œuvre coordonnée et efficace des stratégies de santé et de sécurité.
2. **Suivi et évaluation rigoureux**: Instaurer des systèmes robustes de suivi et d'évaluation pour adapter continuellement les stratégies de santé publique en fonction de l'évolution du contexte sécuritaire et des besoins de la population.
3. **Allocation budgétaire ciblée et transparente**: Augmenter et optimiser l'allocation budgétaire pour la santé dans les régions en conflit, veillant à une utilisation efficace et transparente des ressources.

En adoptant ces recommandations, il est envisageable d'atténuer significativement l'impact de l'insécurité sur la santé publique et la stabilité dans les régions de Ségou et Mopti, favorisant ainsi un environnement propice au développement durable et à l'amélioration des conditions de vie des populations affectées.

Bibliographie

Banque Mondiale. (2018). Aperçu des projets et des opérations au Mali. Disponible sur http://www.banquemondiale.org/fr/country/mali/overview Consulté le 13 octobre 2023.

Cadre Harmonisé. (12 Décembre 2018). Fiche de Communication. Résultats Cadre Harmonisé novembre 2018. Disponible sur https://fscluster.org/mali/document/resultats-cadre-harmonisenovembre-2018 Consulté le 19 octobre 2023.

Cadre Harmonisé. (4 Avril 2017). Fiche de Communication. Résultats Cadre Harmonisé Mars 2017. Disponible sur https://fscluster.org/sites/default/files/documents/fiche_de_communication_ch_mars_2017_vf.pdf Consulté le 18 octobre 2023.

Cadre Harmonisé. (Avril 2014). Bulletin SAP (Système d'Alerte Précoce) n.328. Disponible sur https://reliefweb.int/sites/reliefweb.int/files/resources/Bulletin_AVRIL_2014.pdf

CILSS/Agrhymet et partenaires. (2014-2018). Analyses Cadres Harmonisés. Mars [2014, 2015, 2016, 2017, 2018].

Direction Nationale de l'Hydraulique (DNH). (2018). Bulletin Hydrologique n. 45. Disponible sur http://www.dnhmali.org/ Consulté le 13 octobre 2023.

Documents de stratégies DER (Régions de Ségou et Mopti). (2017-2021).

DTM. (15 novembre 2018). Rapport sur les Mouvements de Populations. Disponible sur https://www.humanitarianresponse.info/sites/www.humanitarianresponse.info/files/documents/files/rapport_cmp_15_nov_2018.pdf Consulté le 13 octobre 2023.

Enquête Nationale sur la Sécurité Alimentaire et Nutritionnelle (ENSAN). (Septembre 2018). Rapport de Synthèse. Disponible sur

https://fscluster.org/sites/default/files/documents/rapport_mali_ensan_septembre_2018_301018_vd.pdf Consulté le 14 octobre 2023.
OCHA Mali. (Janvier 2020). Aperçu des besoins humanitaires.
PDESC des Collectivités (Régions, Cercles et Communes).
Plans Stratégiques de Développement Régional des deux régions.
Rapport annuel sur l'éducation. (2021-2022). Académies Ségou et Mopti.
Rapport DTM-Mali. (Juillet 2020). Matrice de Suivi des Déplacements.
Rapport national de développement humain. (Juin 2019). Impact de la crise sécuritaire au Mali sur l'accès des populations aux services sociaux de base.
Rapport ODHD. (2018). Profil de pauvreté des 703 communes du Mali.
Rapport ODHD- IPC Mali. (2019).
Rapport Situation de référence des Objectifs de Développement Durable (ODD) au Mali. (2019).
RGPH - Mali. (1998-2009).
Sissoko, E. F. (2021). *Sauvegarder les Intérêts économiques des États Africains : Une étude des menaces sur les intérêts nationaux des pays africains.* Éditions Harmattan.
Sissoko, E. F. (2023). *Défis sécuritaires et accès à l'éducation au centre du Mali : Cas de la région de Ségou.* Éditions Universitaires Européennes.
Sissoko, E. F. (2023). *Les dynamiques du secteur privé malien : Les défis de la création, du développement et du financement des entreprises.* Revue Internationale des Sciences de Gestion, Volume 6: Numéro 4, pp: 1374 - 1396.

Sissoko, E. F. (2023). *Propagande, Agitation, Harcèlement: La Communication gouvernementale sous la transition née de la crise de 2020.* Éditions Harmattan.
Système d'information hospitalier Mali (SIH). (Avril 2019).

Tableau 18 : Situation d'ensemble des écoles pour la région et les cercles en 2023

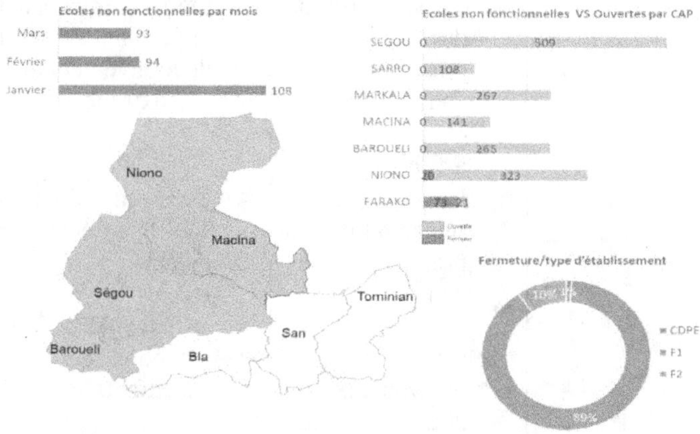

Source : *Académie d'enseignement de Ségou*

Tableau 19 : Causes et raisons de la détérioration de la situation de l'éducation

ACADEMIE	CONSTATS	RAISONS EVOQUÉES
MOPTI	☞ Fermeture d'environ 272 écoles affectant 33 444 enfants ; ☞ Départ 745 enseignants de leur poste ; ☞ Abandon des études par les enfants ; ☞ Chute brutale du taux brut de scolarisation au	☞ Recrudescence de l'insécurité liée aux conflits intercommunautaires ; ☞ Le départ massif des enseignants à la suite de menaces directes et indirectes ; ☞ Le rejet de l'école classique par certaines communautés ; ☞ Les pesanteurs socioculturels (mariage et

ACADEMIE	CONSTATS	RAISONS EVOQUÉES
	premier cycle dans l'Académie de d'Enseignement de Mopti à 28,7% en 2018 (alors qu'il était de 53.3 en 2017) ; Le taux de scolarisation des filles est au plus bas (29,5%) dans cette conjoncture difficile	grossesse précoces, la religion, plus de privilège pour le garçon que la fille à fréquenter l'école) ; ☞ Les violences faites aux filles (violences sexuelles, agressions physiques ou verbales) ; ☞ Les difficultés de mouvement à la suite de la décision de restriction de mouvement des engins à deux roues
DOUENTZA	☞ Le taux brut de scolarisation au premier cycle dans l'Académie d'Enseignement de Douentza en 2022 est de 51.94% (alors qu'il était de 54,48% en 2021) ☞ Le taux brut de scolarisation des filles aussi subit la même baisse 53,52% (alors qu'il était de 54,33% en 2021)	☞ Fermeture d'environ 223 écoles affectant 66 000 enfants ; ☞ Départ massif des enseignants de leur poste ; ☞ Abandon des études par les enfants

***Source :** SISSOKO E.F., (2023)*

Figure 7 : Appui du Conseil de cercle du ressort territorial de la commune

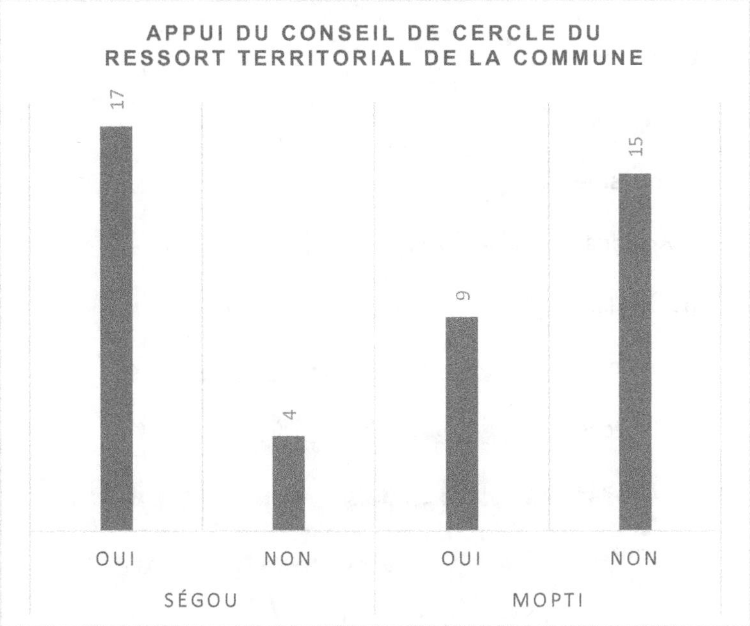

Source *: Enquête CRAPES MALI _Juin 2023*

Figure 8 : Relation CT-_organisations humanitaires des deux régions

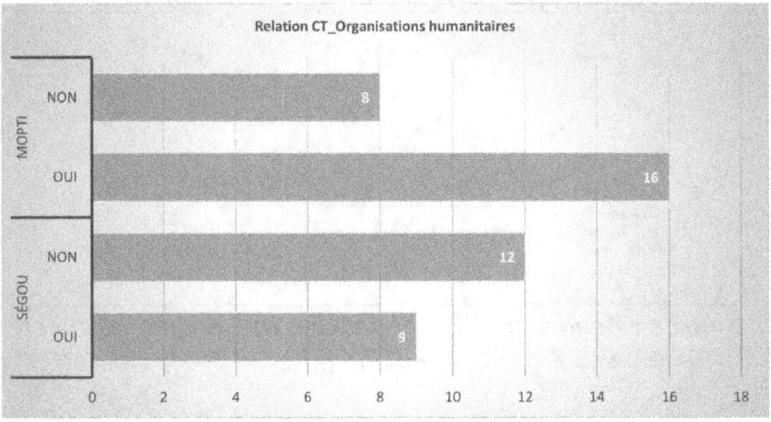

Source : *Enquête CRAPES MALI Juin 2023*

Figure 9 : Analyse des secteurs économiques de la région de Mopti suivant la perception des communautés

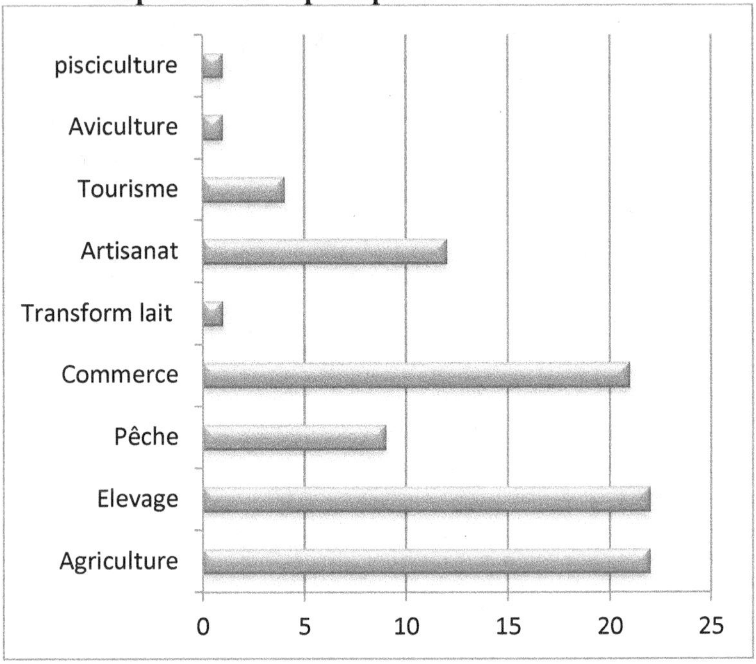

Source : *Enquête CRAPES MALI, juin 2023*

Figure 10 : Tendance du nombre d'écoles non-fonctionnelles par région et par mois depuis la rentrée scolaire 2019

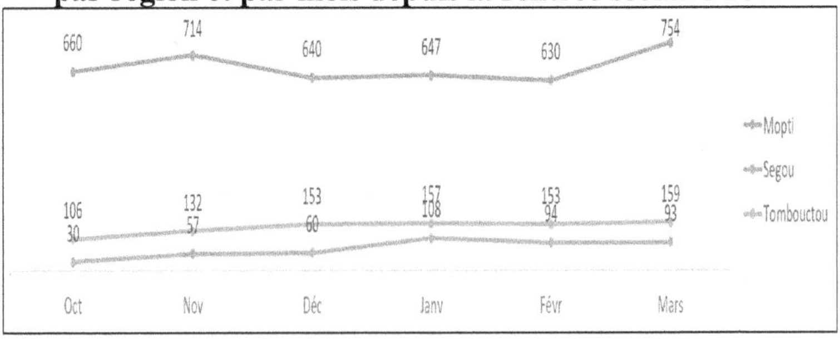

Source : *Académie d'Enseignement de : Ségou, Mopti et Tombouctou*

Tableau 20 : Zones et populations particulièrement à risque en août 2023

Cercles	Difficultés alimentaires	Difficultés économiques légères	Difficultés économiques sévères	Raisons selon le SAP
Bandiagara	4 communes	15 communes	2 communes	
Douentza	4 communes	5 communes	6 communes	
Koro	7 communes	8 communes	1 commune	L'insécurité qui a entrainé une chute très importante des productions agropastorales (abandons de champs et des pâturages) et des revenus (vols de bétail, destruction de biens) ;
Bankass		9 communes	3 communes	
Djenné		9 communes	3 communes	
Ténenkou		9 communes	1 commune	
Youwarou		7 communes		
Mopti		14 communes		
Total	**15 communes**	**76 communes**	**16 communes**	

Source : *CRAPES MALI à partir du Rapport de sécurité alimentaire de la région de Mopti, juin 2023*

Figure 11 : Cartographie des projets et programmes intervenant dans la région de Mopti

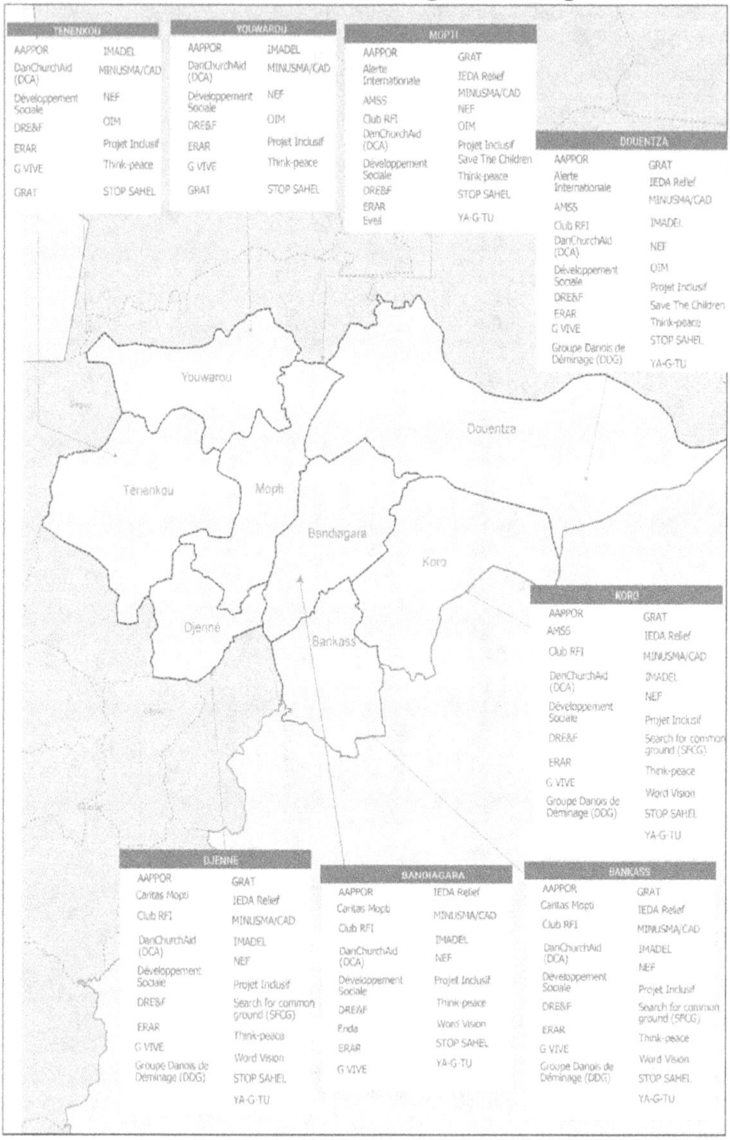

***Source :** Enquête Id-Sahel, juin 2023*

Tableau 21 : Retrace l'ensemble de ces activités reconnues.

Région	Cercle	Commune	Activités économiques
Ségou	Barouéli	Barouéli	Agriculture et commerce
		Sanando	Agriculture, le commerce, l'élevage et la pêche
		Tamani	Agriculture, élevage et pêche
	Bla	Bla	Agriculture, élevage, pêche, commerce, transport et artisanat
		Kemeni	Agriculture, élevage, pêche, petit commerce et artisanat
		Yangasso	Agriculture, élevage, pêche, petit commerce et artisanat
	Macina	Kokry	Agriculture, le maraîchage, élevage, la pêche (pisciculture, aviculture, apiculture), le petit commerce
		Macina	Agriculture (riziculture), élevage, la pêche, le petit commerce
		Monimpébougou	Agriculture, le petit commerce, élevage
	Niono	Niono	Agriculture, élevage, commerce, Artisanat...
		Siribala	Agriculture, élevage, commerce, pêche, l'usine de sucre Sukala S.A....
		Sirifila Boundi	Agriculture, élevage, pêche, commerce
	San	Kassorola	Agriculture, élevage, le commerce et la pêche.
		San	Agriculture, élevage, pêche, commerce, transport
		Tenè	Commerce, agriculture, élevage
	Ségou	Pélengana	Agriculture, pêche, élevage, commerce, artisanat, tertiaire
		Sakoiba	Agriculture, élevage, petit commerce
		Ségou	Le commerce, agriculture, élevage, pêche, artisanat
	Tominian	Fangasso	Agriculture, commerce, élevage, artisanat, cueillettes

Région	Cercle	Commune	Activités économiques
		Tibissa	Agriculture, élevage et le petit commerce
		Tominian	Agriculture, élevage, commerce, artisanat

***Source :** CRAPES, 2023*

Tableau 22 : Activités économiques à Mopti

Cercle	Commune	Activités économiques
Bandiagara	Bandiagara	Agriculture, le commerce, l'artisanat, le tourisme, le maraîchage et l'élevage
	Dourou	Agriculture, maraîchage, commence, l'élevage, tourisme
	Sangha	Agriculture, maraîchage, commence, l'élevage, tourisme
Bankass	Bankass	Agriculture, l'élevage, le commerce, l'artisanat
	Diallassagou	Agriculture, l'élevage, le commerce, l'artisanat
	Koulogon	Agriculture, l'élevage, le commerce, l'artisanat
Djenné	Djenné	Agriculture, élevage, commerce, pêche, artisanat, tourisme
	Nema Badenya kafo	Agriculture, l'élevage, pêche, l'artisanat et le commerce
	Ouro Ali	Agriculture, élevage, pêche, artisanat, production transformation de lait, pisciculture, aviculture, maraîchage
Douentza	Dallah	Agriculture, Élevage et petit commerce
	Douentza	Agriculture, l'élevage et commence
Koro	Koubelkounga	Agriculture, l'élevage, le commerce et artisanat
	Dougouténé I	Agriculture, l'élevage et commence
	Koro	Agriculture, l'élevage, le commerce et artisanat
	Madougou	Agriculture, l'élevage et commence

Cercle	Commu ne	Activités économiques	
		Konna	Agriculture, élevage, commerce et la pêche
Mopti		Mopti	Pêche, Tourisme, Agriculture, Élevage, Commerce, Artisanat
		Sio	Agriculture, élevage, commerce, artisanat, pêche
Ténenkou		Ténenkou	Agriculture, l'élevage, pêche, l'artisanat et le commerce
		Gathié	Commerce, l'élevage, culture sèche
Youwarou		Guidio	Agriculture, élevage, commerce et la pêche
		Youwarou	Agriculture, élevage, commerce et la pêche

Source : *Enquête CRAPES MALI, juin 2023*

TABLEAUX

Tableau 1 : Statistique des victimes civiles et militaires de Jan 2015 à Janvier 2023 (Total Mali) 22
Tableau 2 : Échantillon considéré 31
Tableau 3 : Répartition des enquêteurs 32
Tableau 4 : Liste des communes enquêtées à Ségou 32
Tableau 5 : Liste des communes enquêtées à Mopti 33
Tableau 6 : Tableau synthétique des éléments de diagnostic 57
Tableau 7 : Cercles et superficie de la Région de Ségou 63
Tableau 8 : Seuil de Pauvreté selon le sexe du Chef de ménage et suivant le milieu de résidence 70
Tableau 9 : Indice de la pauvreté dans nos communes ... 71
Tableau 10 : De la Pauvreté à la Richesse 73
Tableau 11 : De la richesse à la pauvreté 74
Tableau 12 : Évolution des taux de morbidité, par groupe d'âge selon le sexe (%) 76
Tableau 13 : Prévalence des maladies les plus courantes par région et milieu 78
Tableau 14 : Proportion de population vivant des rayons spécifiques des centres de santé en 2023 79
Tableau 15 : Évolution des taux de morbidité, par groupe d'âge selon le sexe (%) 85
Tableau 16 : Prévalence de certaines maladies par région, milieu et tranche d'âge de la population (%) 86
Tableau 17 : Pourcentage de population vivant dans des rayons spécifiques des centres de santé 87
Tableau 18 : Situation d'ensemble des écoles pour la région et les cercles en 2023 101
Tableau 19 : Causes et raisons de la détérioration de la situation de l'éducation 101
Tableau 20 : Zones et populations particulièrement à risque en août 2023 105
Tableau 21 : Retrace l'ensemble de ces activités reconnues 107
Tableau 22 : Activités économiques à Mopti 108

FIGURES

Figure 1 : Situation sécuritaire dans la région de Ségou . 54
Figure 2 : Évolution de la population de la région de 1998 à 2020 62
Figure 3 : Découpage administratif de Ségou 63
Figure 4 : Activités de la région 65
Figure 5 : Partenaires Techniques et Financiers dans la région 65
Figure 6 : Relation CT Organisation humanitaires 66
Figure 7 : Cartographie de l'Indice de Pauvreté Communale 75
Figure 8 : Pourcentage de la population vivant dans un rayon de 5 km d'un centre de santé par cercle et par année 80
Figure 9 : Cartographie des infrastructures de santé 82
Figure 10 : État des lieux des infrastructures de santé (CSCOM) pour la région de Ségou 82
Figure 11 : État des infrastructures de santé (CSCOM) dans les communes enquêtées 83
Figure 12 : Appui du Conseil de cercle du ressort territorial de la commune 103
Figure 13 : Relation CT-_organisations humanitaires des deux régions 103
Figure 14 : Analyse des secteurs économiques de la région de Mopti suivant la perception des communautés......... 104
Figure 15 : Tendance du nombre d'écoles non-fonctionnelles par région et par mois depuis la rentrée scolaire 2019... 104
Figure 16 : Cartographie des projets et programmes intervenant dans la région de Mopti 106

TABLE DES MATIERES

DEDICACE 11

REMERCIEMENTS 13

PREFACE 15

SIGLES ET ABREVIATIONS : 17

INTRODUCTION : 19

Problématique 23

Objectifs de la recherche 24

Hypothèses de Recherche 26

Méthodologie 27

Collecte des données : 28

Échantillonnage 29

Répartition des Enquêteurs 31

Traitement et analyse des données : 35

Difficultés de l'étude : 37

CHAPITRE 1 :
CONTEXTE HISTORIQUE, GÉOPOLITIQUE, RÉVUE DE LA LITTÉRATURE 39
Section I : Contexte historisque et géopolitique 39
Section II : Revue de la Littérature 45
Section III : Cadre Théorique 47

CHAPITRE 2 : LES DÉFIS DE LA STABILISATION DU CENTRE 51
Section I : Analyse des défis sécuritaires et politiques51
Section 2 : Impacts sur les populations locales 55

CHAPITRE 3 : LA RÉGION DE SÉGOU 61
Section I : Présentation Générale................................ 61
Section II : Accès aux Soins de Santé 75

CHAPITRE 5 : ANALYSE ET INTERPRÉTATION DES RÉSULTATS 89
Section 1 : Interprétation des Résultats 89
Section 2 : Comparaison avec les Théories et Études Antérieures.. 90
Section III : Implications pour la politique et la pratique 91

CONCLUSION ET RECOMMANDATIONS 95

Synthèse des principaux résultats.................................. 95

Implications pour le futur 95

Recommandations pour les politiques............................ 96
publiques et la pratique.. 96

Bibliographie 99

Structures éditoriales du groupe L'Harmattan

L'Harmattan Italie
Via degli Artisti, 15
10124 Torino
harmattan.italia@gmail.com

L'Harmattan Hongrie
Kossuth l. u. 14-16.
1053 Budapest
harmattan@harmattan.hu

L'Harmattan Sénégal
10 VDN en face Mermoz
BP 45034 Dakar-Fann
senharmattan@gmail.com

L'Harmattan Cameroun
TSINGA/FECAFOOT
BP 11486 Yaoundé
inkoukam@gmail.com

L'Harmattan Burkina Faso
Achille Somé – tengnule@hotmail.fr

L'Harmattan Guinée
Almamya, rue KA 028 OKB Agency
BP 3470 Conakry
harmattanguinee@yahoo.fr

L'Harmattan RDC
185, avenue Nyangwe
Commune de Lingwala – Kinshasa
matangilamusadila@yahoo.fr

L'Harmattan Congo
219, avenue Nelson Mandela
BP 2874 Brazzaville
harmattan.congo@yahoo.fr

L'Harmattan Mali
ACI 2000 - Immeuble Mgr Jean Marie Cisse
Bureau 10
BP 145 Bamako-Mali
mali@harmattan.fr

L'Harmattan Togo
Djidjole – Lomé
Maison Amela
face EPP BATOME
ddamela@aol.com

L'Harmattan Côte d'Ivoire
Résidence Karl – Cité des Arts
Abidjan-Cocody
03 BP 1588 Abidjan
espace_harmattan.ci@hotmail.fr

Nos librairies en France

Librairie internationale
16, rue des Écoles
75005 Paris
librairie.internationale@harmattan.fr
01 40 46 79 11
www.librairieharmattan.com

Librairie des savoirs
21, rue des Écoles
75005 Paris
librairie.sh@harmattan.fr
01 46 34 13 71
www.librairieharmattansh.com

Librairie Le Lucernaire
53, rue Notre-Dame-des-Champs
75006 Paris
librairie@lucernaire.fr
01 42 22 67 13

www.ingramcontent.com/pod-product-compliance
Lightning Source LLC
LaVergne TN
LVHW051404061026
849535LV00009B/3348
* 9 7 8 2 3 3 6 4 4 1 4 2 9 *